# Heavy Metal

## Mein Leben mit Schwermetallen
## und wie ich sie wieder los wurde

# Vin van Conia

**Impressum**

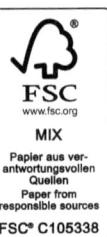

Bibliografische Information der Deutschen Nationalbibliothek:
Die Deutsche Nationalbibliothek verzeichnet diese Publikation in der
Deutschen Nationalbibliografie; detaillierte bibliografische Daten sind im
Internet über http://dnb.dnb.de abrufbar.

© 2021 Vin van Conia

Lektorat, Covergestaltung: Evelyn Straub

weitere Mitwirkende: Elena Straub, Simon Nöth

Herstellung und Verlag: BoD – Books on Demand, Norderstedt

ISBN: 978-3-7557-1461-3

# Vorwort

Heavy Metal - dieses hat für Anhänger von Musik der härteren Gangart etwas Positives. Für mich persönlich als Liebhaber von Rockmusik war es als Jugendlicher zunächst auch ausschließlich positiv assoziiert. In jungen Jahren machten sich dann aber auch schon die ersten gesundheitlichen Probleme bei mir bemerkbar.

(Toxic) Heavy Metals lautet die Übersetzung für Schwermetalle, welche in unserem Körper einiges an Unheil anrichten können.

In diesem Buch spanne ich nun den Bogen von einem Leben als Heavy Metal-Fan hin zu Belastungen mit (Toxic) Heavy Metals in meinem Körper. Es war eine jahrzehntelange Odyssee mit zahlreichen Behandlungen, Diagnosen und diversen Möglichkeiten, um Schwermetalle wieder auszuleiten.

Hiermit möchte ich meinen großen Erfahrungsschatz mit Hilfe dieses Buches an interessierte Personen weitergeben.

Ich möchte vor allem meiner Familie danken, ohne deren Unterstützung ich nicht die Kraft gehabt hätte, dieses Buch zu schreiben.


Vin van Conia
Im September 2021

Angefangen hat meine Musikleidenschaft mit dem Song „Baby Jane" von Rod Stewart circa im Jahr 1982. Ich bat meine Schwester, mir das Lied auf Musikkassette zu überspielen. Immer wieder hörte ich mir das Lied von vorne bis hinten an. Meine Schwester hatte dazu eine Musikkassette auf dem das Album „Highway to hell" von AC/DC aufgenommen war, überspielt. Ich spulte das Lied immer und immer wieder auf den Anfang zurück, um erneut „Baby Jane" zu hören. Mit der Zeit hörte ich dann auch in den zweiten Song der überspielten Musikkassette, „Get it hot" von AC/DC, rein. Dieses Lied von AC/DC öffnete somit die Pforte zum Hardrockhimmel. Ich hörte immer mehr Songs von dieser Kassette, bis ich dann schließlich das ganze Album rauf und runter spielte. Von nun an war ich Fan von AC/DC. Ich kaufte mir nun weitere Alben von AC/DC: „Back in black", „High Voltage" und „Let there be rock". Später bekam ich noch von meinem Onkel die Alben „Dirty deeds done dirt cheap" und „For those about to rock" geschenkt.

Ein Klassenkamerad von mir lieh mir dann in der 7. Klasse mehrere Vinyl-Alben, die teilweise noch gar nicht in Deutschland erhältlich waren. Noch genau erinnern kann ich mich an „Restless and wild" von Accept, „Shout at the devil" von Mötley Crüe und „Ride the lightning" von Metallica, welches seinerzeit erst in Holland erschienen war. Dies waren meine ersten Hörmomente mit HEAVY METAL!

Mit 14 Jahren begann ich die Bild am Sonntag / Welt am Sonntag in meinem Heimatort auszutragen. Für den Verdienst konnte ich dann wieder die neuesten Vinyl-Alben von diversen

Hardrock- und Heavy Metal-Bands erwerben. Diesen Job machte ich immerhin circa 5 Jahre.

Mit 16 Jahren begann ich dann in Schweinfurt Gitarren-unterricht zu nehmen. Ich wurde dazu von meinem besten Freund inspiriert, der kurz davor das Gitarre spielen angefangen hatte. Er hat mir dann einen Gitarrenlehrer in Schweinfurt empfohlen, bei dem ich dann auch wöchentlich Unterricht nahm. Ich wollte unbedingt einige Gitarrenriffs der angesagtesten Bands erlernen.

An den Wochenenden besuchte ich dann mit Freunden bereits einige lokale Bands, um mir dann deren Gitarristen genau anzuschauen und anzuhören.

*Schon gegen Ende meiner Zeit auf dem Gymnasium hatte ich mit Blähungen zu kämpfen. Zudem war ich damals schon häufig müde und habe nachmittags viel geschlafen. Ich entschloss mich eine Magenspiegelung durchführen zu lassen, bei der, Gott sei Dank, nichts Negatives festgestellt wurde. Meine Nase war ständig verstopft, was zu einer unangenehmen nasalen Aussprache führte. Diesen Zustand habe ich zwei Jahre lang ertragen. Schließlich ließ ich dann zusammen mit meiner Mutter in Weiden i. d. Oberpfalz eine Nasenscheidewandverkrümmung beseitigen. Meine Hoffnung war, dadurch eine Verbesserung herbei zu führen. Es wurde dadurch auch tatsächlich besser.*

Mein Abitur hatte ich mittlerweile mit einem Schnitt von 3,6 bestanden. Allerdings musste ich die 12. Klasse aufgrund einer 6 (0 Punkte) in Religion wiederholen.

Kurz nach dem Abitur bewarb ich mich als Croupier-Anwärter bei den Bayerischen Spielbanken in Bad Kissingen. Ausschlaggebend dafür war der Tipp eines Freundes. Seinerzeit hat mir die Vorstellung gefallen, als Croupier in einem Casino zu arbeiten. Das sagenumwobene Flair eines Casinos hatte mich schon sehr gereizt. Im Vorfeld war ich einmal nach Bad Kissingen gefahren, um mir live vor Ort das Geschehen anzusehen. Mich beeindruckten die Spieltechniker an den Black Jack- und an den Roulette-Tischen. Zudem fand ich die Atmosphäre im Casino mit der noblen Ausstattung und den fein angezogenen Menschen beeindruckend.

Leider war 1991 die Situation so, dass die Nachfrage für eine Ausbildung zum Croupier wesentlich höher war, als das Angebot. Mit meinem Notendurchschnitt von 3,6 im Abitur erhielt ich leider eine Absage aus Bad Kissingen. Ich musste mich vorerst von meinem Wunsch verabschieden, als Croupier arbeiten zu können. Mit einem Studium konnte ich mich seinerzeit noch nicht anfreunden.

Ich wusste also nicht so recht, was ich mit diesem schlechten Abitur anfangen sollte, darum überbrückte ich die Zeit als Fahrer bei einem befreundeten Fuhrunternehmer. Tatsache war, dass ich an einem Wochenende beim Kartenspiel 2.000,-- DM Spielschulden angehäuft hatte, die ich dann bei besagtem

Fuhrunternehmer abarbeiten musste. Mit meinen 20 Jahren hatte ich noch ziemlich wenig Fahrpraxis und noch keinerlei Erfahrungen mit dem Fahren von Transportern mit Anhängern. Speziell das Rückwärtsrangieren an einer Rampe bereitete mir arge Probleme. Besonders in Oberfranken machte sich dann der eine oder andere Trucker über mich beim Rangieren mit meinem „Matchboxauto" lustig.

Der Fuhrunternehmer, welcher auch gleichzeitig der Freund meiner Schwester war, bot mir an, als Manager seiner Rock-Coverband anzufangen. Nach anfänglicher Skepsis seiner Mitmusiker durfte ich dann als Manager auf Jagd nach Gigs gehen. Ziemlich zeitgleich lernte ich auch die Coverband meines besten Freundes kennen, die seinerzeit ebenso fast keine Auftrittsmöglichkeiten besaß. Ich wurde auch hier als Manager engagiert.

Zudem jobbte ich noch 6 Wochen zeitgleich bei einem Tabakgroßhändler. An und für sich hat es mir dort sehr gut gefallen; ich wollte auch fest dort angestellt werden. Allerdings hatte mein Arbeitgeber jedoch keine weitere Verwendung mehr für mich, so dass ich aufhören musste.

Nun konnte ich mich voll und ganz auf die Musik konzentrieren. Auch optisch habe ich mich dem Musikstil angepasst. 1991 habe ich mich entschlossen, eine Dauerwellenfrisur machen zu lassen. Leider haben die Angestellten im Frisörsalon in Schweinfurt etwas den Überblick verloren und wohl zu viele Chemikalien auf die Haare und leider auch auf die Kopfhaut

aufgetragen. Meine Haare waren schließlich total ausge-
trocknet und auch die Kopfhaut ruiniert. So wie sich die Mähne
vorher schön lang natürlich nach unten wellte, so stand sie nun
seitlich in die Höhe. Ich sah von den Haaren her aus wie eine
Vogelscheuche. Bei einem anderen Frisör habe ich noch
versucht etwas zu retten, aber es half nichts: die Haare
mussten eine Woche später komplett abgeschnitten werden.
Zumindest optisch war nun die „Heavy Metal"-Zeit erst mal
passé.

Die erste Band und ich haben uns einvernehmlich schon nach
ein paar Monaten wieder getrennt. Mit „Angel Landing" ging es
schon nach ein paar Monaten Anlaufzeit 1992 durch die Decke.
Die Band war absolut hip und hatte mit ihrer Guns´n´Roses-
Show ein Alleinstellungsmerkmal in der Region und auch
darüber hinaus. Es gab Auftrittsorte, bei denen wurde schon
um 21.30 Uhr die Halle wegen Überfüllung geschlossen. Dies
lief dann zwei Jahre prächtig, ehe ich 1994 für ein Jahr zur
Bundeswehr einberufen wurde. Die Band beschnitt dann
zudem meine Kompetenzen, folglich kam es auch hier zur
Trennung.

Meine Grundausbildung leistete ich im ersten Quartal 1994 in
Horb am Neckar ab. Es war eine sehr spannende Zeit, bei der
wir auch ein Biwak in Münsingen in der Schwäbischen Alb
absolviert hatten. Zudem fiel auch die Fastnachtszeit in diesen
Zeitraum. Meine Kameraden und ich feierten ausgiebig die
„Alemannische Fasnet". Wir zogen dann durch die beliebtesten
Kneipen von Horb am Neckar. Das besondere an der

„Schwäbisch Alemannischen Fasnet" ist die Vielzahl der Masken während des bunten Treibens.

Nach der Grundausbildung kam ich dann zu meiner Stammeinheit als Sanitätssoldat nach Volkach am Main. Volkach ist ein bekannter Weinort an der idyllischen Mainschleife. Unsere Sanitätseinheit aus Veitshöchheim unterstützte das Pionierbataillon 12 in Volkach.

*Ich hatte seinerzeit mit immer wiederkehrenden Infekten zu kämpfen. Da war es für mich selbstverständlich, diese mit Antibiotika zu behandeln. Dies rührt daher, dass ich schon von klein an mitbekam, dass meine Mutter die Praxis von Ärzten nie zufrieden verlies, wenn sie nicht ein Antibiotikum verschrieben bekam. Heute ist ja bekannt, dass diese Mittel - häufig angewandt - die Darmflora stark beschädigen.*

Nach einer rund viermonatigen Schaffenspause als Manager, bekam ich von einem Stabsunteroffizier im Bataillon den Tipp mir eine neue Cover- Band anzusehen. Gesagt, getan. Auch diese Band war auf ihre Weise hip. Ich kam relativ schnell mit den Mitgliedern überein, das Management zu übernehmen. Bedingt durch die Undankbarkeit seitens von Angel Landing, war ich sehr motiviert, eine neue Herausforderung anzunehmen. Auch hier war der Erfolg nach einer relativ kurzen Anlaufzeit von circa einem Jahr durch spezielle Showeffekte, wie einem elektrischen Stuhl oder einer Motorsäge auf der Bühne sehr groß.

Nach meiner Bundeswehrzeit habe ich 1995 eine kleine Einliegerwohnung in Boxberg im badischen Frankenland gemietet. Die Gegend war für mich ideal, da ich mit meinen betreuten Bands sehr viel Erfolg in den nördlichen Landkreisen von Baden-Württemberg hatte. Nach zwei Monaten fand ich auch Anschluss an den dort ansässigen Fußballverein.

Ein Freund stellte mir in Würzburg die Produkte einer großen Firma für Nahrungsergänzungsmittel vor. Dieses Unternehmen betreibt Multi-Level-Marketing, auch als Strukturvertrieb bekannt. Man versucht dabei hauptsächlich in seinem Bekannten- und Verwandtenkreis Kunden für die Produkte zu finden. Außerdem sollte man weitere Mitarbeiter werben, durch die man dann auch Geld verdienen kann. Das Ganze führte dann bei mir soweit, dass ich als Berater mit einem großen Button „I love …" am Jackett durch die Gegend gelaufen oder gefahren bin und versucht habe, neue Kunden oder Mitarbeiter für mich und das Unternehmen zu finden. Als positiver Nebeneffekt ergab sich durch diese Tätigkeit, dass ich mich durch die angebotenen Haferspelzkleie-Presslinge erstmals mit dem Thema Darmreinigung ernsthaft auseinander gesetzt habe.

*Hierbei stieß ich auch auf die Funktion der Darmzoten, welches kleinste Ausstülpungen der Dünndarmwand sind und die Aufgabe haben, Nährstoffe aus dem Nahrungsbrei aufzunehmen. Durch zu viel ungesunde Lebensmittel oder denaturierter Nahrung verkleben diese Darmzoten zunehmend und können somit nicht mehr ausreichend*

*Nährstoffe aus dem Nahrungsbrei aufnehmen. Ballaststoffe, wie eben Haferspelzkleie, haben nun die Eigenschaft den Darm zu reinigen und zu entgiften. Allerdings empfehle ich Ballaststoffe in größeren Mengen zu kaufen und auch frisch mit einer Mühle zu mahlen, da dies die gesündeste Art und Weise der Konsums darstellt.*

Ich hatte seit dem Zeitpunkt, als ich meine Haare mit einer Dauerwelle ruinierte, mehr oder weniger Probleme mit meiner Kopfhaut, welche total trocken war und ziemlich schuppte.

*Während meiner Bundeswehrzeit kam ich das erste Mal in Berührung mit dem Anti-Schuppen-Shampoo Terzolin, Wirkstoff Ketoconazol. Dieses Antimykotikum ist eine Substanz, die gegen durch Pilze verursachte Erkrankungen wirkt. Es trocknet jedoch die Kopfhaut aus.*

*Nun kommen wir auch zum ersten Mal auf Heavy-Metal / Schwermetalle im Körper zu sprechen. Pilze im Körper gehen mit Schwermetallen eine Symbiose ein. Sie bilden wie ein Schlüssel-Schloss-Prinzip eine Einheit. Deswegen kann sich zum Beispiel bei der Anwendung durch Terzolin für die Kopfhaut nur kurzfristig Erfolg einstellen. Denn solange Schwermetalle im Körper sind, halten sich auch durch das Schlüssel-Schloss-Prinzip Pilze massenhaft im Körper. Mittel- bis langfristig werden sich diese sicherlich auch wieder auf der Kopfhaut ansiedeln.*

*Nahezu jeder Mensch hat mehr oder weniger Pilze im Körper. Zum Problem werden diese nur, wenn sie dort massenhaft vorhanden sind.*

*Wenn man ein Antimykotikum, wie zum Beispiel mit dem Wirkstoff Ketoconazol, einnimmt, stellt sich langfristig kein Erfolg ein, da Pilze immer wieder durch Schwermetalle gebunden werden. Langfristig wird man eben Pilze nur los, wenn man Schwermetalle komplett aus dem Mundraum (Amalgamfüllungen), Gewebe und Gehirn ausgeleitet hat.*

*Wichtigster Punkt ist dabei die Schwermetallausleitung, um das Schlüssel-Schloss-Prinzip nachhaltig zu durchbrechen und nur so langfristig auch den massenhaften Befall mit Pilzen zu bekämpfen.*

*Sollte dies nicht erfolgen, werden sich die Pilze immer wieder an die Schwermetalle binden und man wird diese nicht dauerhaft los.*

Ich hatte das Glück innerhalb von 5 Jahren gleich zwei Topbands gemanagt zu haben. Dies lief auch länger als sieben Jahre sehr gut. Leider hat jeder Ruhm oder Erfolg auch eine Kehrseite. In diesem Fall viel Stress und großer Alkoholkonsum. Es ist schwierig hochzukommen, aber es ist noch viel schwieriger, oben zu bleiben.  Natürlich geht es bei jedem Auftritt auch um Erfolg. Da ich seinerzeit hauptberuflich in der Musikbranche tätig war, verspürte ich latent Druck und eine große Angespanntheit. Ich versuchte diese Angespanntheit und

Nervosität mit Alkohol zu bremsen. In Baden-Württemberg vorzugsweise mit „Corea", ein Rotwein-Cola-Mischgetränk, welches runterlief wie Limonade. Ich konsumierte sehr viel davon. In den Pausen gab es dann immer in der Umkleidekabine Jack Daniel's-Cola. Leider hat man als Manager mehr Zeit Alkohol zu konsumieren als die Musiker, welche nur in den Pausen oder vor und nach den Auftritten Alkohol trinken konnten.

Die Band spielte seinerzeit vier Runden am Abend. So trank ich vor und während des Auftritts Bier oder in Baden-Württemberg Corea. In den Pausen trank ich dann Jack-Daniel's-Cola. Häufig stand ich im Backstagebereich mit zwei Gläsern: Bier oder Corea und Jack-Daniel's-Cola. Das sah wirklich nicht gut aus. Ich versuchte dies zu kaschieren indem ich irgendwann auf die glorreiche Idee kam, den Jack-Daniel's-Cola in den Corea zu schütten.

Um Gottes Willen, der Morgen danach war dann verheerend!

*Die Kombination von Koffein oder Taurin und hochprozentigem Alkohol greift außerdem mit der Zeit auch die Nerven an.*

Nach mehreren Jahren Alkoholkonsum begann ich zunehmend auch während der Woche nervös zu werden.

*Natürlich ist der hohe Zuckerkonsum in Form von Cola in Kombination mit Unmengen Alkohol Gift für die Leber. Ich bekam zunehmend mehr Probleme mit meiner Haut und Kopfhaut.*

Ich war in der Zwickmühle. Einerseits verdiente ich als Manager gutes Geld, andererseits war ich aber von anderen Faktoren, wie Erfolg oder Wohlwollen der Musiker, abhängig.

So reifte in mir der Entschluss an meinem Wohnort in Würzburg BWL zu studieren. Diese Zeit war sehr abwechslungsreich und aufregend. Allein das Studentenleben war sehr interessant. Irgendwie machte ich aber seinerzeit einfach zu viel und begann mich zu verzetteln.

Der Drang nach finanzieller Unabhängigkeit führte auch noch dazu, dass ich als Äpfel- und Kartoffelverkäufer anheuerte. Dieses Haustürgeschäft wurde mir durch einen Freund vermittelt. Zudem machte ich noch das Booking für andere Bands. Ich begann das Studium nach drei bis vier Semestern sausen zu lassen und beschränkte mich wieder auf das Management.

Nach heutiger Sicht würde ich dies aber nicht mehr tun, weil ein BWL-Studium natürlich wesentlich mehr Karrierechancen bietet, als das Management von regionalen Bands.

Ich mietete mir ein Haus in der Nähe von Schweinfurt, in dem ein großes Büro eingerichtet war. Mittlerweile hatte ich eine eigene Band namens „$6XX" gegründet und wollte in der Nähe unseres Proberaums leben und arbeiten.

Leider war auch dies ein Fehler, weil die Lebensqualität auf einem Dorf in meiner Lage geringer war, als das Studentenleben in einer Stadt. Dies kann natürlich auch anders sein, sollte man im selben Dorf auch aufgewachsen sein. Ich merkte nach neun- bis zehnjähriger Managementtätigkeit, dass ich zunehmend ausgebrannt und antriebslos wurde.

Da kam die Anfrage eines Freundes gerade recht, ob ich mit ihm und einem weiteren Bekannten nach Barcelona zum Champions-League-Finale Bayern München – Manchester United fahren möchte. Ich wollte die Gelegenheit nutzen, um meinen Kopf frei zu kriegen und über die Zukunft nachzudenken.

Wir fuhren also mit meinem alten Benz los und verbrachten vorher noch zwei Tage auf einem Campingplatz in Calella. Frisch erholt machten wir uns dann auf dem Weg nach Barcelona. Dort angekommen besorgten wir uns eine Unterkunft in der Nähe der „La Rambla", der Flaniermeile in Barcelona. Dies waren sehr aufregende Tage, da sich die Fans von Manchester United die Stadt zu Eigen gemacht hatten. Am Abend des Spiels brodelte die Stadt. Manchester United holte den Titel und überall in den Straßen und Gassen wurde ausgiebig gefeiert – und wir mitten drin. Das war ein außergewöhnliches Erlebnis.

Tags darauf fuhren wir noch nach Sitges, einer Gemeinde circa 40 km südlich von Barcelona. Dies war mein ausdrücklicher Wunsch gewesen. Als Jugendlicher fuhr ich in den Ferien oft dorthin, weil meine Mutter und auch meine Schwester dort einige Zeit gelebt haben. Ich genoss die Zeit dort sehr. Als sich meine Eltern trennten, wollte ich eigentlich mit nach Spanien, aber ich hatte Mitleid mit meinem Vater und so blieb ich weiterhin bei ihm.

Nach dem schönen Tag voller Erinnerungen in Sitges machten wir uns auf den Heimweg. Wir fuhren ausschließlich auf Bundesstraßen, genossen die Landschaft und tranken zwischendurch die eine oder andere Flasche französischen Rotwein. Diese Gelassenheit brauchten wir auch bald, denn unsere Geduld wurde auf eine harte Probe gestellt, als wir mitten in einen Streik der französischen Landwirte gelangten, welche die Straßen mit umgekippten Orangenkisten blockierten.

Daheim angekommen, war mir klar, dass ich eine Veränderung in meinem Leben wollte. Die Phase der Neuorientierung zog sich nun ein wenig hin. Ich wollte weg von der Selbständigkeit – in den vermeintlich sicheren Hafen eines Angestelltenver-hältnisses.

Nun schloss sich der Kreis, denn ich las 1999 eine Annonce, bei der für die Spielbankeröffnung in Feuchtwangen neue Croupier-Anwärter gesucht wurden. Der Freistaat Bayern hatte seinerzeit beschlossen, dass für jeden der sieben Regierungs-bezirke in Bayern jeweils mindestens eine Spielbank existieren sollte. Neben Feuchtwangen wurden meines Wissens dann auch noch Bad Steben und Bad Kötzting eröffnet.

Zum Bewerbungsgespräch musste ich damals nach Bad Wiessee fahren. Beseelt von dem Gedanken eine Ausbildung zum Croupier zu absolvieren, hatte ich mich auch noch in Aachen beworben, denn dort wurden Aushilfskräfte, vor allem Studenten benötigt. Ich fuhr darauf hin nach Aachen. Auf der Heimreise nach Schweinfurt am selben Abend wurde mir bewusst, dass dies aufgrund der großen Entfernung keine Option für die Zukunft sein würde.

Glücklicherweise bekam ich die Zusage in Feuchtwangen am Kurs teilnehmen zu dürfen. Der Kurs begann im Dezember und endete im März 2000. Es nahmen zunächst 17 Personen am Kurs in den Räumen der neuen Spielbank in Feuchtwangen teil. Wir wurden ausschließlich am Black Jack- und Roulettetisch angelernt. Aus dem Teilnehmerfeld wurden letztendlich 10 Personen zur Anstellung ausgewählt, zu denen ich gehörte.

Die Spielbankeröffnung fand im März 2000 statt. Zur Übung wurden alle Croupier-Anwärter auf verschiedene Spielbanken in Bayern zwecks Praxiserfahrung verteilt. Mit drei weiteren Kollegen/innen fuhr ich dann nach Garmisch-Partenkirchen. Ich wollte damals nicht auf die Warnung der Herbergswirtin hören, dass mitunter der Monat März bezüglich eines Sonnenbrandes der Gefährlichste sei. Nach den langen Wintermonaten sehnte ich mich jedoch nach der angenehmen Wärme und verbrachte jede freie Minute auf dem Balkon in der Sonne. Die Rechnung kam prompt in der Form eines Sonnenbrandes.

Mein Vater managte in der Zwischenzeit meinen Umzug von Egenhausen nach Crailsheim mit zwei Freunden als Helfer aus seinem Heimatort Kolitzheim.

Mitte März ging es dann in der Spielbank in Feuchtwangen los. Ich war natürlich sehr nervös. Meine erste Handlung am Roulettetisch war, dass ich Jetons von einem berühmten Nationalspieler von Bayern München setzte, welcher als Prominenter der Aktion Sternstunden, am Abend in der Spielbank verweilte.

Interessant ist, dass dieser Spieler jetzt, da ich diese Zeilen schreibe, Co-Trainer von dem Club ist, von dem ich seit 1977 Fan bin: Borussia Mönchengladbach.

Ich verbrachte in Feuchtwangen eine interessante, aber auch anstrengende Zeit. So reifte in mir auch der Gedanke, den Job als Spieltechniker nebenher als studentische Aushilfskraft auszuüben. Einer meiner Kollegen hatte seinerzeit denselben Gedanken, sodass wir uns gegenseitig in diesem Vorhaben bekräftigten und schließlich beide im Juli 2000 kündigten.

Seinerzeit recherchierte ich zwei interessante Studienstandorte in Deutschland, an denen man auch als studentische Aushilfskraft die Croupiertätigkeit ausüben konnte. Diese waren Berlin und Mainz.

Da ich Verwandtschaft in Mainz habe, entschloss ich mich schließlich dafür, mich dort um einen Studienplatz zu bewerben. Ich suchte mir die für mich interessantesten Studienfächer, Filmwissenschaft und Theaterwissenschaft, aus. An manchen Universitäten und für manche Studiengänge gibt es bekanntlich einen Numerus Clausus. Dieser war für Filmwissenschaft, soweit ich mich erinnern kann, 1,8. Mein Abiturschnitt 1991 war 3,6. Da man pro Wartesemester von diesem Notenschnitt 0,1 je Semester abgezogen bekommt und mein Abitur schon neun Jahre her war, summierte sich dies auf einen Abzug von 1,8, so dass ich geradeso eine Zusage in Mainz bekommen habe. Ich belegte nun die Studienfächer Filmwissenschaft, Theaterwissenschaft und Pädagogik an der Johannes-Gutenberg-Universität in Mainz. Als Unterkunft fand ich ein kleines Zimmer unter dem Dach, welches gefühlt 150 Jahre alt war und an Spitzwegs Bild „Der arme Poet" erinnerte.

In der Spielbank Mainz fing ich zunächst als Page an, da ich erneut einen Croupierkurs mitmachen musste. Bereits zwei Monate später konnte ich wieder, als studentische Aushilfskraft, die Tätigkeit des Croupiers ausüben.

Im Januar 2001 feierte ich dann im Hunsrück im Kreise der Familie meinen 30. Geburtstag. Mein Gesundheitszustand war weiterhin instabil. Glücklicherweise wurde direkt im Wohnheim auf dem Campus der Universität ein Zimmer frei, so dass ich von meinem Dichterzimmer unter dem Dach dorthin ziehen konnte.

Ich hatte seinerzeit viel Geld auf Kredit in den Aktienmarkt investiert. Die Kurse begannen langsam zu fallen. Die

Börsenkurse fielen noch heftiger, die Börsenblase platzte, sodass ich nun ein dickes Minus auf dem Konto hatte. Da das hohe Minus auf meinem Konto nicht mehr durch den Wert meines Aktiendepots gedeckt war, verlangte die Bank von mir das Konto auszugleichen.

Nun verkaufte ich viele Sachen, die ich nicht mehr brauchte kurzerhand auf dem Flohmarkt um Geld zu generieren. Diese Maßnahme allein reichte bei weitem nicht aus und so musste ich auch mein Aktiendepot komplett zu einem niedrigen Kurs veräußern. Unter dem Strich blieb ein dickes Minus.

Ich entschloss mich, nach Würzburg zurück zu kehren, da ich mich dort in ein Mädchen verliebt hatte. Das Zimmer in Mainz hatte ich bis zum Ende der Kündigungsfrist untervermietet und in Würzburg konnte ich bei einem Freund unterkommen.

Es begann nun ein langer, steiniger Weg um Schulden abzubauen und den Ursachen der gesundheitlichen Probleme auf den Grund zu gehen.

Meinen grünen Mercedes Benz 123 C mit 240 D Motor–Umbau hatte ich noch in Mainz verkauft. In Würzburg habe ich mir dann nach circa vier Wochen eine Honda 250 XL zugelegt.

Leider konnte ich das Herz des Mädchens, in welches ich verliebt war, nicht erobern, so dass ich feststellen musste, dass sich meine übereifrige Rückkehr nach Würzburg im Nachhinein leider als Fehler herausgestellt hatte.

Nach ein paar Wochen suchte ich mir eine Arbeit bei einer Zeitarbeitsfirma in Würzburg. Ich wurde unter anderem bei S.Oliver und einem Möbelhersteller in Tauberbischofsheim eingesetzt. Nach einer kurzen Krankheit drängte mich die Zeitarbeitsfirma dazu meinen Arbeitsvertrag aufzulösen.

Ich war nun für kurze Zeit arbeitslos, ehe ich auf geringfügiger Basis als Briefträger für die Firma Mainpost Logistik in Würzburg Briefe austrug. Der Winter kam, es war bitterlich kalt auf dem Motorrad. Ein Freund verkaufte mir glücklicherweise zum Freundschaftspreis einen Kleinwagen. Kurz zuvor hatte er mir schon seine Zweitwohnung in Würzburg-Zellerau zur Verfügung gestellt. In der Zwischenzeit habe ich auch mein Studentenzimmer in Mainz aufgelöst, die übrig gebliebenen Gegenstände habe ich bei meinem Onkel in Mainz untergestellt.

Ein Freund bat mich, ihn nach Lüdenscheid zu fahren, da er dort ein Mädchen wiedersehen wollte, welches er kurz davor kennen gelernt hatte. Gesagt, getan. Wir fuhren also übers Wochenende nach Lüdenscheid. Übernachtet haben wir bei einem anderen Bekannten, der ebenfalls an demselben Mädchen interessiert war. So gingen wir mit ihr aus.
Am zweiten Abend habe ich mich mit ihr etwas ausführlicher unterhalten, so dass sich eine Romanze zwischen uns entwickelte. Wir wurden schließlich ein Paar. Nach zwei wechselseitigen Besuchen, zog sie kurzerhand bei mir ein.

Ich hatte kurz zuvor den Taxischein in Würzburg gemacht, und fuhr nun Taxi. Nebenher gründete ich zusammen mit einem Bekannten eine Werbeagentur mit integrierter Modelagentur, bei der ich für die Vermarktung zuständig war.

Speziell die Arbeit in der Modelagentur war eine sehr interessante Tätigkeit mit Pressearbeit, größeren Castings und Shootings. Bereits nach einer kurzen Anlaufzeit konnten wir große Erfolge vorweisen. Allerdings hatte dies auch wieder einen Nachteil, denn mein Partner wurde von unserem größten Kunden abgeworben. Wir trennten uns einvernehmlich und die Geschäftsbereiche wurden aufgeteilt. Ich bekam zu 100% die Modelsparte Bavaria-Casting.com. Das Fotografieren der Models bereitete mir seinerzeit viel Spaß.

Leider fehlte mir das Know-How im Bereich der Gestaltung und Pflege der Webseite, so dass ich diese extern von einem Bekannten pflegen lassen musste. Diese Zusammenarbeit gestaltete sich sehr mühsam.

*Später im Jahre 2002 habe ich mich nach erneuter Verwendung von Terzolin als Schuppenshampoo ermutigt gefühlt, mich weiter mit dem Thema „Hefepilze und deren Auswirkungen im Körper" zu beschäftigen.*

*Daraufhin konsultierte ich einen mir zuvor unbekannten Arzt in Würzburg. Ich schilderte ihm meine gesundheitlichen Beeinträchtigungen und er nahm dann eine Stuhlprobe. In der Laboruntersuchung wurde dann auch Pilzbefall festgestellt. Es handelte sich um „Candida albicans", der meinen Körper massenhaft befallen hatte.*

*Nebenbei möchte ich noch erwähnen, dass einige Ärzte Pilzbesiedlungen im Körper oder Darm als natürlich gegeben und unproblematisch abtun. Wie bereits vorher geschildert geht allerdings massenhafter Pilzbefall in den allermeisten Fällen auch mit einer Schwermetallbelastung einher.*

*Mir wurde dann ein Antimykotikum, mit dem Wirkstoff Ketoconazol, verschrieben. Ich war sehr hoffnungsvoll, dass ich meine langjährigen Wegbegleiter wie Müdigkeit, Schwermut, depressive Phasen, Infektanfälligkeit, sowie Hautprobleme durch die angestrebte Pilzdezimierung losbekommen würde. Leider wusste ich damals noch nichts von einer Schwermetallbelastung und deren negativen Auswirkungen auf Gesundheit und Immunsystem. Es ging mir wahrscheinlich auf Grund der Hoffnung, dass ich mit dem Antimykotikum die Quälgeister des Candida albicans losbekommen würde, tatsächlich eine Zeitlang besser. Jedoch war dies nur von kurzer Dauer.*

Meine damalige Lebensgefährtin wurde im Herbst 2003 schwanger und gebar schließlich im Juni 2004 unseren gemeinsamen Sohn in Würzburg. Wir bezogen eine neue, größere Wohnung und erwarben ein größeres, familientaugliches Auto. Kurz darauf lernte meine Lebensgefährtin auf einem Heimatbesuch in Nordrhein-Westfalen einen neuen Mann kennen. Wir durchlebten eine längere schwierige Phase und trennten uns schließlich. Da ich vom Naturell her eher ein Familienmensch bin, fiel mir diese Trennung sehr schwer.

Anschließend fehlte mir die Motivation und ich gab schließlich die Modelagentur wieder auf. Ich beschränkte mich auf das Taxifahren in Würzburg. Bei einem Bolzplatzkick in Würzburg brach ich mir schließlich das Wadenbein. Ich musste mehrere Wochen mit Hilfe von Krücken gehen und konnte nicht Taxifahren. In dieser schwierigen Zeit war ich auch in Behandlung in der Psychiatrie in Würzburg, da es mir seelisch nicht gut ging. Ich wollte ursprünglich stationär aufgenommen werden, der Arzt aber meinte, ich solle mir einfach eine neue Freundin suchen und mich lediglich in ambulante Behandlung begeben. Dort bekam ich von einer Ärztin Psychopharmaka verschrieben. Mir ging es dann wieder etwas besser.

Vorausgesetzt, es geht einem schlecht, ist der Job eines Taxifahrers nicht unbedingt gut für das Seelenheil, da man mindestens die Hälfte der Arbeitszeit grübelnd im Auto sitzt bis der nächste Fahrauftrag kommt.

Gegen Ende des Jahres 2004 begab ich mich noch in Therapie bei einem Würzburger Psychologen, der mir von einem Freund empfohlen wurde. Ich wollte zudem auch für mich klären, ob ich nicht in den Händen eines Psychologen besser aufgehoben wäre, als bei einem Psychiater.

Der Psychiater greift in den meisten Fällen zu Psychopharmaka, wobei auch nicht erforscht wird, ob die psychischen Probleme ihren Ursprung nicht doch von körperlichen Beeinträchtigungen herrühren.

Ein guter Psychologe bestärkt in der Regel seine Patienten in der Psychotherapie durch tiefergehende Gespräche. Mir hat die Psychotherapie besser getan, als die kurzgemessenen Termine bei Psychiatern, mit anschließender Rezeptur von Psychopharmaka.

Ein anderer Würzburger Psychiater, bei dem ich kurzzeitig in Behandlung war, hat mir nicht einmal geglaubt, dass ich nach der Einnahme mit der von ihm verschriebenen Psychopharmaka müde wurde. Er erwiderte nur, dass dies nicht sein könne. Speziell für einen psychisch belasteten Menschen, der Unterstützung benötigt, gestaltet es sich schwierig bei jemand in Behandlung zu sein, der einem die einfachsten Dinge nicht glaubt.

Er hatte zudem in seinem Sprechzimmer mehrere Buddha Figuren stehen. Nachdem ich ihn −rein interessenhalber- gefragt habe, ob er Buddhist sei, erwiderte er mir nur, dass mich dies rein gar nichts angehen würde. Angewidert durch diese Person brach ich dann kurzerhand die Behandlung ab.

Mein bester Freund vertrieb seinerzeit Osmoseanlagen. Er erzählte mir von einem interessanten Vortrag über Wasser, der von einem Arzt in Würzburg gehalten wurde, der sich auf die Diagnose und Therapie von Schwermetallbelastungen spezialisiert hat und empfahl mir, mich dort in Behandlung zu begeben.

Nach anfänglicher Skepsis und auch Demotivation, weil ich in den letzten Jahren so viele Ärzte aufgesucht hatte, traf ich nun doch die Entscheidung einen Termin bei diesem Arzt auszumachen.

Beim ersten Termin machte er eine ausführliche Anamnese und anschließend eine Irisdiagnose. Er konnte erkennen, dass mein organischer Schwachpunkt die Leber ist. Wir vereinbarten weitere Sitzungen für eine Colon-Hydro-Therapie. Die Colon-Hydro-Therapie ist eine Dickdarmtherapie mit Wasser und Sauerstoff.

*Viele Menschen leiden an einer gestörten Symbiose (Dysbiose) – Störung der natürlichen Lebensgemeinschaft von Bakterien und Mensch.*

*Ein großer Teil der Bevölkerung hat durch das Übergewicht krankheitsfördernder Darmbakterien einen gestörten Stoffwechsel. Es kommt zur Selbstvergiftung des Körpers, weil Gifte und Abfallstoffe nicht mehr schnell genug abgebaut und ausgeschieden werden (Auto-Intoxikation) und Sauerstoff nicht mehr in ausreichender Menge ins Gewebe gelangt.*

*Auch Verstopfung ist in unserer zivilisierten Welt ein häufiges Problem.*
*Professor Otto Warburg (Nobelpreisträger 1931) hat damals bereits erkannt, dass es einen Zusammenhang zwischen einem*

*geschwächten Immunsystem durch einen gestörten Stoff-*
*wechsel und der Ausbreitung von Krebszellen gibt.*

*Einem nicht funktionierenden Darm können viele Beschwerden*
*wie z. B.*
*- Müdigkeit,*
*- Depressionen,*
*- Vitalitätsverlust,*
*- Konzentrationsmangel,*
*- Aggressivität,*
*- Angstzustände, ...*

*und auch viele Krankheiten wie etwa:*
*- häufige Infektionen und Entzündungen,*
*- Rheuma,*
*- Polyarthritis,*
*- Akne, Psoriasis und andere Hauterkrankungen,*
*- hoher Blutdruck,*
*- Migräne,*
*- Allergien und viele weitere*
*zugeordnet werden.*

*Es gibt viele Ursachen der Zerstörung des Gleichgewichts*
*zwischen Mensch und Bakterien, welche folglich das*
*zunehmende Erlahmen der Abwehrkräfte begünstigen:*
*- sterilisierte (Keimfreimachung) und denaturierte*
*(Veränderung der ursprünglichen Qualität und Verlust*
*wichtiger Inhaltsstoffe) Lebensmittel,*
*- fehlerhafte Ernährung und Lebensweise,*

- Umweltbelastung,
- Gifte,
- Medikamente, ...

Es wird oft verkannt, dass eine Verbindung zwischen Stoffwechselvorgängen und Immunsystem besteht.

Das Immunsystem befindet sich zu 80% in den Wänden des Dünn- und Dickdarmes. Wenig bekannt ist auch, dass die Schleimhaut des Dickdarmes noch vor Leber, Nieren, Lymphe, Lunge und der Hautoberfläche unseren Körper gegen Giftstoffe verteidigt.

Infolge jahrelanger Fehlernährung stellt der Darm zunehmend seine normale Bewegungstätigkeit ein. Inkrustierungen, verhärtete Stoffe und Schlacken in den Ausbuchtungen der Darmtaschen (Haustrien) verhindern eine normale rhythmische, wurmähnliche Bewegung (Peristaltik) des Darmes und damit den Weitertransport des Darminhaltes.

Hier greift nun die Colon-Hydro-Therapie, indem sie auf wirksame Weise angesammelten, stagnierten Stuhl und Fäulnisstoffe von den Wänden des Darmes ausspült.

Mir wurde also Wasser in den Darm geleitet. Man kann dabei beobachten, was in den Darm fließt und was danach wieder aus dem Darm herauskommt. Dieser Vorgang wurde mehrmals je Behandlungseinheit wiederholt. Das Beobachten ist insofern auch interessant, weil sich der Inhalt der Spülungen stark verändert. Am Anfang kommt eher so die Oberfläche des Darminhaltes (die Überreste der letzten Mahlzeiten) heraus. Bei den letzten Spülungen ist der Anblick nicht angenehm. Es handelte sich bei mir dann um immer dunkler werdende Ausscheidungen. Unmittelbar nach der Colon-Hydro-Therapie entledigt man sich des Restes der Ausscheidungen auf der Toilette.

An weiteren Behandlungstagen bekam ich noch eine Hämatogene Oxidationstherapie (HOT): Die große Sauerstoff-Eigenblutbehandlung zur Sanierung des Blut-Lymph-Systems und zur Entgiftung und Entschlackung des Bindegewebes.

Im Anschluss an diese Therapie erhielt ich noch Akupunktur-behandlungen, eine Anwendung aus der traditionellen chinesischen Medizin (TCM). Hierbei wurden an bestimmten Körperstellen (Meridiane) kleine Nadelstiche gesetzt, um den gestörten Energiefluss wieder positiv zu beeinflussen. Anschließend fanden die ersten Schwermetallausleitungen statt. Diese Schwermetallausleitungsinfusion ist eine Dauertropfinfusion mit abgestimmten Medikamenten (Chelatbildnern) zur gezielten Detoxifikation (Entgiftung) von eingelagerten Schwermetallen.

Bei mir wurde zudem ein Nahrungsmittelunverträglich-keitstest gemacht. Das Ergebnis war, dass ich gegen eine Nuss-Mischung allergisch reagiert habe. Ich sollte fortan dem Verzehr von Nüssen gänzlich entsagen. Da in Schokolade meistens auch Spuren von Nüssen enthalten sind, bedeutet dies auch darauf zu verzichten. Dies fällt mir jedoch bis heute sehr schwer. Gegen meinen Schokoladenhunger bekam ich Schüßler Salze Nr. 7, Magnesium phosphoricum D6, verschrieben, von denen ich 10 Stück nacheinander langsam lutschen sollte.

Des Weiteren wurde bei mir eine Aminosäuren-Mineralstoff- und Vitaminanalyse durch eine Laboruntersuchung nach Blutabnahme durchgeführt. Dabei wurde entdeckt, dass die Aminosäure Arginin bei mir suboptimal ist. Der Mangel an Arginin führt zu einer Beeinträchtigung der Gefäßregulation, sowie zu einem Immundefizit. Weiterhin wurde ein Mangel an Tyrosin, Vitamin B1 und Carnitin festgestellt. In der Summe ergaben sich laut Befund Anzeichen für eine Beeinträchtigung des Nervenstoffwechsels sowie des Immunsystems. Als Therapieempfehlung bekam ich Biocarn, sowie Milgamma Mono 150 verschrieben. Zusätzlich nahm ich auf Empfehlung Pulver mit den Aminosäuren Arginin und Tyrosin zu mir. Des Weiteren bekam ich nun auch im Juli 2005 nach der ersten Schwermetallausleitung die Ergebnisse der Laborunter-suchung. Hierbei werden durch eine Urinprobe nach Infusion mit DMPS und ZnDTPA die Harnwerte nach Provokation gemessen.

*„Komplex- oder Chelatbildner haben die Fähigkeit Metalle zu binden, wobei die Bindekapazität der verschiedenen Chelatbildner unterschiedlich ist. Beispielsweise wird Kupfer von Chelat- oder Komplexbildnern wie DMPS leicht ausgeleitet, wenn keine Belastung stattgefunden hat. EDTA bindet außer den Schwermetallen wie Blei auch Calcium, Eisen und Zink."*

Lothar Thomas, *Labor und Diagnose*, 4. Auflage medizinischer Verlag Marburg, 1992

**Gemessen wurden insgesamt 33 Werte (essentielle Spuren-elemente, potentiell toxische Elemente und weitere Spurenelemente) jeweils in mcg/pro g (Mikrogramm/pro Gramm) Creatinin. Meine Testwerte waren bei insgesamt 14 Elementen gegenüber den jeweiligen Referenzwerten zu hoch.**

**Zu hohe Werte wurden unter anderem festgestellt bei Aluminium, Blei, Quecksilber, Silber, Titanium und Uran.**

**Als Beispiel möchte ich nun die Bleiwerte meines Testergebnisses anführen. Gemessen wurden 41,487 mcg/pro g Creatinin. Die Referenzwerte für Blei liegen bei 0,000 – 7,750 in mcg/g Creatinin. Mein Testwert lag somit knapp 6-fach so hoch wie der höchste Referenzwert. Ich möchte nun etwas genauer auf Blei eingehen.**

*„Blei (Pb)* – *hohe Urinkonzentrationen weisen auf akute Belastung. Chelatbildner erhöhen die Ausscheidungen. Blei inaktiviert, genau wie Kadmium, wichtige Enzymsysteme und verursacht akute Anämien. Dieses Schwermetall belastet die Nieren, das Nervensystem, reproduktive und endokrine Funktionen, stört Immunfunktionen und verursacht eine Vielfalt von Erkrankungen. Bleibelastung kann Hyperaktivität, Lernschwierigkeiten, Energielosigkeit, Blutarmut, Muskel- und Kopfschmerzen, Unpässlichkeit und metallischen Geschmack im Mund verursachen. Bleibelastungen wurden mit Anorexia, Nervosität, Koordinations- und neurologischen Problemen, Verdauungsstörungen, psychischen Erkrankungen und Konzentrationsschwäche in Verbindung gebracht.*

*Zeichen einer akuten Belastung sind schwarze Gaumenverfärbungen.*

*Vorkommen: Rauch, industrielle Abgase, bleibelastetes Trinkwasser.*

*Therapiehinweise: Blei blockiert die Eisen- und Zinkverwertung, erhöht den Bedarf an Antioxidantien und Calcium. Eine deutlich erhöhte Zufuhr an Vitamin A und C kann Zellschädigungen verhüten."*

Micro Trace Minerals Labor Umweltmedizinische Untersuchungen, Auszug aus einer Mineralstoffanalyse EDTA-/DMSA-Urin, Lothar Thomas, *Labor und Diagnose, 4. Auflage medizinischer Verlag Marburg, 1992*

*Nach vier weiteren Ausleitungen mit DMPS und ZnDTPA erfolgte am 30.08.2005 eine weitere Laboruntersuchung. Die Testwerte waren immerhin nur noch bei zehn Elementen zu hoch gegenüber den Referenzwerten. Exemplarisch möchte ich nun wieder das Ergebnis des Bleiwertes anführen. Dieser verringerte sich immerhin von 41,487 im Juli 2005 auf 22,393 in mcg/g Creatinin im August 2005. Ich war nun erleichtert, da ich in Papierform verfolgen konnte, dass sich die Schwermetallbelastung verringert hatte.*

Glücklich schätzen können sich diejenigen, die diese Behandlungen von der privaten Krankenkasse bezahlt bekommen. Leider müssen Kassenpatienten diese Behandlungen aus der eigenen Tasche bezahlen. Je nach Intensität der Schwermetallbelastungen können hier circa 2000,-- € zusammenkommen. Vor allem Männer tun sich hierbei schwer, für ihre Gesundheit Geld in die Hand zu nehmen.

In Asien werden Ärzte dafür bezahlt, dass ihre Patienten gesund bleiben bzw. gesund werden. Hier in Europa sind die meisten Ärzte daran interessiert viel Umsatz zu machen. „Heilen" können nur sehr wenige Ärzte. Leider verfügte ich seinerzeit nicht über so viel Geld, dass ich alle Schwermetalle komplett eliminieren konnte.

Auf jeden Fall hatte ich nun das Gefühl endlich die richtige Fährte entdeckt zu haben, um zu gesunden und auch nachhaltig gesund zu bleiben.

*Wichtig bleibt zu erwähnen, dass begleitend zur Schwermetallentgiftung mit DMPS und ZnDTPA auch eine Ozon-Eigenblut-Behandlung, sowie eine ausgewogene orthomolekulare Therapie durchgeführt werden sollte. Diese orthomolekulare Therapie sorgt dafür, dass die richtigen Nährstoffe wie Vitamine, Mineralstoffe, Spurenelemente, essentielle Fettsäuren, Aminosäuren, sowie Enzyme ausgewogen im Organismus vorhanden sind.*

„Die orthomolekulare Therapie bezeichnet die Erhaltung der Gesundheit und Behandlung von Krankheiten durch Veränderung der Konzentration von Substanzen im menschlichen Körper, die normalerweise im Organismus vorhanden und für die Gesundheit erforderlich sind"

*Professor Linus Pauling, 1901 - 1994, Biochemiker und Nobelpreisträger*

*Basis dafür ist die bereits angeführte Laboranalyse. Man kann sich vorstellen, dass ein deutlich belasteter Organismus kaum in der Lage ist gut zu entgiften, wenn nicht begleitend Sorge dafür getragen wird, dass dieser wieder entgiftungsfähiger als vorher wird.*

*Die Kosten für die Schwermetalluntersuchung beliefen sich bei mir auf 104,40 €, für die Diagnose der Nährstoffe im Rahmen der orthomolekularen Therapie wurden mir 205,40 € in Rechnung gestellt (Stand 08/2005).*

Zu dieser Zeit lernte ich auch über einen Bekannten in der Karaokebar in Würzburg eine Frau kennen, welche auf Grund ihrer Persönlichkeit und Ausstrahlung sehr interessant war. Sie hatte eine Heilpraktiker-Praxis und wir wurden zum On-/Off-Paar, da sie von einem Leben in Kroatien träumte und dort noch einen Geliebten hatte. Seinerzeit war ich erneut in der Universitätsklinik in Würzburg in Behandlung. Ich bekam dabei auch wieder Psychopharmaka verschrieben.

Meine Freundin und ich gingen eines Abends am Main in Würzburg spazieren, als ich sie nach ihrer Meinung zu den verschriebenen Medikamenten fragte. Sie machte diese derart kund, dass sie kurzerhand den Restinhalt der verschriebenen Arzneimittel in den Mülleimer warf. Da wir nach ihrer Ansicht als Paar ein zu enges Verhältnis hatten, wollte sie mich nicht so richtig therapieren.

*Auf jeden Fall schilderte ich ihr meine Probleme mit der Kopfhaut, wonach sie mir Globuli des „gefleckten Schierlings" (Conium maculatum) D12 darreichte. Das sogenannte Mittel der Wahl hat leider nicht funktioniert.*

Sie konnte mir diesbezüglich dann auch nicht mehr weiterhelfen, weil sie sich endgültig dazu entschloss, nach Kroatien auszuwandern.

Ich war nun als Karaoke-DJ und Taxifahrer viel beschäftigt, so dass ich das Thema Schwermetalle für einige Jahre vernachlässigte.

*Mich beschäftigte aber weiterhin die Problematik meiner Kopfschuppen. Da ich ferner davon ausging, dass diese durch einen Candida albicans hervorgerufen wurden, befragte ich meinen Arzt in einer Sprechstunde, wie ich denn am besten einen Candida albicans loswerden könnte. Er sagte mir, dass der Candida albicans Kapuzinerkresse überhaupt nicht mögen würde. Ich beschäftigte mich nun damit und fand heraus, dass die Kapuzinerkresse antimykotisch, antiviral und antibakteriell wirkt. Also kaufte ich mir ein Kapuzinerkresseextrakt in der Apotheke mit dem Ansatz den Candida albicans zu bekämpfen.*

*Ich nahm also die Tropfen mit Wasser verdünnt zur innerlichen Anwendung ein.*

*Die Problematik bei gleichzeitigem Befall von Candida albicans und Schwermetallen ist, dass nach der Bekämpfung von Candida albicans die Schwermetalle von der Symbiose mit dem Candida albicans gelöst sind. Diese Schwermetalle schwirren dann wieder ungebunden im Organismus herum und lösen akute Symptome wie Kopfschmerzen etc. aus.*

*Ein weiterer guter Tipp meines Arztes war die Verwendung von Natriumhydrogencarbonat (Trivialname: Natron). Am bekanntesten sind die in der Drogerie erhältlichen grünen Päckchen „Kaiser-Natron". Natron gibt es aber auch in größeren Mengen von diversen anderen Herstellern.*

*Natron neutralisiert den Säuren-Basen-Haushalt unseres Körpers. Bei regelmäßiger Anwendung trägt es auch elementar zur Gesunderhaltung bei.*

*Es sollte auch begleitend bei der Schwermetallausleitung eingenommen werden, da bei der Einnahme von Natron die Schwermetalle besser reagieren und vermehrt ausgeleitet werden.*

*Man kann auch zum Entgiften oder begleitend zum Entgiftungsvorgang eine Packung Natron in ein Vollbad geben. Dann sollte man allerdings mindestens eine Stunde darin baden um ausreichend zu entgiften.*

Natron eignet sich auch als Krebsprophylaxe. Krebszellen sind entartete Zellen, welche in einem dauerhaft sauren Milieu im Körper entstanden sind. Im Umkehrschluss heißt dies, verwendet man häufiger Natron und hält den Körper im basischen oder neutralen Bereich so ist das Risiko an Krebs zu erkranken wesentlich geringer.

Da ich häufiger in Natron bade, habe ich mir dann auch einen 25kg-Sack davon gekauft. Diesen verwende ich nun bereits seit mehr als fünf Jahren.

Im Winter habe ich schon seit Jahren immer wieder mit spröden Lippen zu kämpfen. Mit Vaseline habe ich dieses Leiden immer mildern können.

Bekräftigt durch diese positive Erfahrung wendete ich Vaseline auch im Gesicht und im Kopfhautbereich für entzündete Stellen, jedoch ohne großen Erfolg, an. Vaseline ist gut geeignet für entzündete, spröde Lippen im Winter und kurzfristig für grob schuppende Haut. Wenn die Hautschuppung durch Candida albicans hervorgerufen wird, ist Vaseline nachhaltig allerdings nicht wirksam.

Auch ich habe mit Cortison Erfahrungen gemacht. Im Laufe der Jahre war ich immer wieder mal in Würzburg in der Hautklinik in Behandlung. In der Schulmedizin werden bei Hautproblemen dann hauptsächlich cortisonhaltige Salben *verschrieben. Diese helfen dann auch kurzfristig. Ziel sollte es aber sein, die Probleme nachhaltig zu beheben. Cortison ist nicht gut für den Organismus, zudem wird die Haut dadurch strapaziert und wird auch immer dünner und dünner. Langfristig ist es daher sinnvoller den langen, steinigen Weg der Selbstbeobachtung und Selbstbehandlung, in Verbindung mit einem guten Arzt, zu gehen. Leider gibt es nur wenige Ärzte, die einem nachhaltig helfen können.*

Naturgemäß habe ich eine Indianerseele, einer meiner Lieblingsfilme ist „Der mit dem Wolf tanzt". Von meinem Naturell her trage ich also bevorzugt längere Haare. In meinem bisherigen Leben kam es dreimal dazu, dass ich meine Haare ganz kurz schneiden ließ bzw. ganz kurz geschert habe. Ab meinem 16. Lebensjahr ließ ich meine Haare lang wachsen, wobei einerseits mein Indianernaturell eine Rolle gespielt hat, aber auch die musikalische Beeinflussung des Hard Rocks und Heavy Metals. Man bezeichnete die Epoche Ende der 80er Jahre auch als Hair-Metal. Ich war fasziniert von Sängern wie David Coverdale von Whitesnake oder Bon Scott von AC/DC.

Im Laufe der Jahre habe ich bzw. meine jeweilige Freundin meinen Kopf notgedrungen kahl rasiert. Ich war verzweifelt wegen des starken Schuppenbefalls, so dass ich mir erhoffte, durch das kurze Haar die Kopfhaut besser behandeln zu können.

*Im Jahre 2006 las ich ein Buch über Urin und dessen Heilwirkung. Mit dem Mittelstrahl des Eigenurins behandelte ich zunächst eine entzündete Hautstelle am Unterbein. Ich konnte feststellen, dass Eigenurin Entzündungen lindern kann, da die Haut an dieser Stelle bedeutend besser wurde. Beflügelt durch diesen Erfolg begann ich nun auch meine Kopfhaut damit zu behandeln. Ich wendete diese Methode circa ein Jahr an. Nach dieser Periode verlies mich jedoch wieder die Geduld, da ich mein Kopfhautproblem noch immer nicht nachhaltig lösen konnte.*

*Im Laufe der Jahre habe ich ferner festgestellt, dass ich sehr empfindlich auf Nervengifte reagiere. Speziell Koffein, Teein oder Alkohol machen mir besonders bei übermäßigem Konsum zu schaffen. Ich werde dann anschließend richtig nervös. Ganz schlimm ist es, wenn Koffein oder Taurin auf eine hohe Dosis Alkohol trifft. Das führte dazu, dass ich am nächsten Tag schon mit Angstzuständen zu kämpfen hatte.*

Da ich jahrelang in der Musikbranche als Manager, Sänger und zuletzt auch als Karaoke-DJ stets kostenlosen Zugang zu Alkohol hatte, war der Alkoholkonsum dadurch auch ziemlich hoch. Gerade als Sänger in einer Band oder auch als Karaoke-Sänger/DJ enthemmt er natürlich auch beim Singen und nimmt einem die Nervosität. Für den Körper allerdings ist hoher Alkoholkonsum bis in die frühen Morgenstunden natürlich Gift.

*Schließlich habe ich nun im Laufe der Jahre den Alkoholkonsum drastisch eingeschränkt, da er mir und meinem Körper nicht gut tat.*

*Der Alkohol verschlimmert jedoch auch das Problem mit der trockenen Haut. Zudem sei zu erwähnen, dass in Cola oder Spezi Aluminium als Leichtmetall enthalten ist.*

*Aluminium im Übermaß ruft Nervenschädigungen hervor, stört die Fortpflanzung und die Entwicklung der Knochen. Neben Deos, Zahnpasta, Sonnenmilch und Medikamenten, nehmen wir den größten Teil des Aluminiums über Lebensmittel auf. Diese sind unter anderem Getreide, Gemüse, Laugenbrezeln, Spinat, Kakao und Tee.*

Bedingt durch eine plötzliche Arbeitslosigkeit hatte ich fortan weniger Geld zur Verfügung. In Würzburg gab es seinerzeit eine Tafel in der Nähe des Hauptbahnhofes, bei der man zwei Mal wöchentlich eine ganz leckere Mahlzeit kostenlos bekam und zudem ganz leckere Lebensmittel mit nach Hause nehmen konnte. Da ich viele dieser Mitbringsel wie Hokkaido-Kürbis, Rote Beete, Pastinaken und anderes Gemüse noch nie gekocht hatte, ich aber auch nichts wegwerfen wollte, begann ich nun Zunehmens vegetarisch zu kochen, da die Tafel ausschließlich vegetarische Lebensmittel ausgab. Dafür bin ich bis heute sehr dankbar, da ich mich fortan einfach gesünder ernährte.

Ich fand wieder eine Nebenbeschäftigung als Taxifahrer, allerdings nur zweimal wöchentlich in der Nachtschicht, obwohl ich Tagschichten eigentlich lieber fuhr.

Die Agentur für Arbeit bot mir nun eine Lehre als Koch an. Hierbei hatte ich die Möglichkeit, an einem Schnuppertag in einer staatlich unterstützten Einrichtung, in Bad Kissingen teilzunehmen. Arbeitslose konnten hierbei näheres über eine Ausbildung zum Koch erfahren. Dies sagte mir jedoch nicht zu, da es zum einen sehr praxisfremd wirkte und ich außerdem einmal in eine andere Region wollte. Aus diesem Grunde lehnte ich dann auch ein Angebot aus Veitshöchheim ab.

Der Zufall wollte, dass sich ein Bekannter von mir ebenfalls nach einer Lehrstelle, allerdings als Restaurantfachkraft, umschaute. Wir wurden beide fündig im selben Restaurant. Es handelte sich um ein bedeutendes historisches Gebäude, in dem ein altes schönes Restaurant betrieben wurde. Dieses befand sich in Ladenburg, in der Nähe von Heidelberg. Eine sehr schöne Region, in der man sehr schnell gesellschaftlichen Anschluss findet. Zum Beispiel habe ich hier auch zweimal eine Karaoke-Nacht als DJ mitgestaltet. Leider ging das Ganze nur vier Monate lang gut, da der Betreiber des Restaurants von Anfang an keinen Lohn gezahlt hatte.

Ich überlegte nun, was ich machen sollte. Ein befreundetes Ehepaar fragte für mich in einem italienischen Restaurant in

Heidelberg, nach, ob ich dort meine Lehre fortführen könnte. In der Zwischenzeit hatte ich mit meiner Ex-Freundin telefoniert, welche mir anbot, übergangsweise bei ihr in München zu wohnen. In beiden Möglichkeiten waren Unsicherheiten vorhanden und so entschied ich mich spontan, das Angebot meiner Ex-Freundin anzunehmen. Ich packte meine Sachen und fuhr vollbeladen nach München. Beim Einwohnermeldeamt hatte ich mich bereits angemeldet, als meine Ex-Freundin nach zwei Tagen einen plötzlichen Sinneswandel hatte und meinte, sie könne mich hier nicht gebrauchen. Also meldete ich mich nach drei Tagen wieder beim Einwohnermeldeamt in München ab und nahm das Angebot meiner Eltern an, zu ihnen zu ziehen.

Das einzige Highlight in dieser recht kurzen München-Zeit war ein Freundschaftsspiel von Birmingham City gegen meinen Herzensclub Borussia Mönchengladbach in Nymphenburg.

Abermals lud ich mein Auto voll und fuhr nach Igensdorf im Landkreis Forchheim zu meinen Eltern.

Gleich am nächsten Tag meldete ich mich auf dem Arbeitsamt in Forchheim als arbeitssuchend an. Nach einem erfolglosen Bewerbungsgespräch bei einem Großhandel in Altdorf machte ich dann ein Praktikum bei einem Drogeriemarkt.

Mein Leben wurde zu diesem Zeitpunkt etwas entspannter. Ich hatte wieder etwas mehr Freizeit, so dass ich eine Freundin von früher in Forchheim kontaktierte. In den nächsten Monaten unternahmen wir sehr viel zusammen. Wir hatten gemeinsame Fußball- und Partyabende, ab und an gingen wir auch feiern in das damalige Rockcenter in Gunzendorf oder auch mal auf eine Ü30-Party in Forchheim. Zudem ging ich zu dieser Zeit öfters ins „Papa-Joe's" in Erlangen zum Singen beim Karaoke-Event.

Am 02.11.2012 traf ich mich dann mit einem Freund in Nürnberg zum Singen in einer Karaokebar in der Nähe der Burg. Ich kann mich deshalb genau an dieses Datum erinnern, weil ich an diesem Tag meine Frau Evelyn kennen gelernt habe. Nachdem mein Freund und ich bei dem einen oder anderen Bier in alten Erinnerungen an unsere gemeinsame Karaoke-DJ-Zeit in Würzburg geschwelgt haben, sang ich den Song „All summer long" von Kid Rock. Am Tisch gegenüber beobachtete ich unauffällig eine Frau, die mir gefiel. Nach einem weiteren Bier hörte ich ihr bei dem Song „Buona sera, signorina, buona sera" zu. Ich fasste nun den Entschluss sie anzusprechen, da die Gefahr bestand, dass sie eventuell weiter ziehen könnte. Anschließend unterhielten wir uns länger und wir verbrachten die ganze Zeit bis früh um sieben Uhr zusammen. Gegen Ende des Wochenendes musste sie leider wieder zurück nach Niederbayern. Fortan hatten wir regelmäßigen, intensiven Kontakt per Telefon. Nach einigen Wochen verabredeten wir uns endlich wieder. Wir trafen uns in Regensburg, hatten einige sehr schöne Stunden und wurden fortan ein Paar. Wir trafen uns nochmals in Regensburg und ich besuchte sie im Dezember in Osterhofen. Gegen Weihnachten beschlossen wir, das wir ab dem kommenden Jahr zusammen ziehen würden. Wir feierten dann noch Silvester in Nürnberg und fuhren am Neujahrstag nach Igensdorf zu meinen Eltern. Als Evelyn am Neujahrstag meiner Mutter eröffnete, dass sie mich mitnehmen werde, schaute diese ganz verdutzt. Ich packte wieder einmal meine Siebensachen und wir fuhren schließlich nach Osterhofen.

Evelyn, ihre Tochter, ihre Großmutter und ich lebten nun zusammen in einem Reihenmittelhaus in Osterhofen, Niederbayern. Ihre Oma mochte mich von Anfang an nicht, sie torpedierte unsere Beziehung bei jeder Gelegenheit. Leider brachte sie zudem ihre Enkelin gegen mich auf, was das Zusammenleben zusätzlich extrem belastete.

Evelyns Großmutter wollte sich schon seit geraumer Zeit eine eigene kleine Wohnung in Zentrumsnähe suchen und nun war der Zeitpunkt da, sie dabei zu unterstützen. Zwei Monate später fand sie eine passende Wohnung und zog aus.

In der Retrospektive kann man sicherlich sagen, dass ohne den Auszug unsere Beziehung sicherlich nicht mehr lange gehalten hätte.

Nachdem die Zeiten nun etwas ruhiger geworden waren, besann ich mich wieder darauf, meinen Körper weiter zu entgiften.

*Wir leben bekanntlich in einer Welt voller Gifte. Tagtäglich gelangen massenhaft Schadstoffe in unsere Umwelt und unsere Nahrung. Deshalb ist es heutzutage extrem wichtig, seinen Körper zu entgiften. Der Körper hat übrigens sieben Kanäle um Schwermetalle zu beseitigen. Diese sind Leber, Lungen, Nieren, Blut, Lymphe, Darm und Haut.*

*Ich forschte wieder mal im Internet über Schwermetall-ausleitung. Bei meiner jetzigen Recherche stieß ich nun auf das Thema Rizinusöl. Da dieses Thema sehr intim ist, fand ich dazu auch relativ wenig. Rizinusöl ist das einzige natürliche Mittel, das den enterohepatischen Kreislauf durchbrechen kann und somit dafür sorgt, dass Schwermetalle aus der Leber ausgeschieden werden können.*

*Rizinusöl ist nicht wasserlöslich, aber gut löslich in Alkohol. Ich begann also damit, 20ml Rizinusöl mit Orangensaft und ein wenig Weißwein zu mixen. Der Geschmack ist sehr gewöhnungsbedürftig. Es war anfangs für mich ein großer Kampf, die Mixtur herunterzuschlucken, ich mache es auch heute noch nicht gerne.*

*Die ganze Prozedur ist natürlich nicht angenehm, es ist immer wieder erstaunlich wie viel Energie man aufbringt, um gesundheitliche Verbesserungen herbeizuführen.*

*Ich nehme das Rizinusöl in der Regel um 8 Uhr morgens zu mir und esse dann bis zum Ende der Ausscheidungen um circa 17-18 Uhr nichts mehr.*

*Angewidert durch den unangenehmen Geschmack probierte ich eine andere empfohlene Variante aus:*
*Da die Konsistenz des Rizinusöls ziemlich dickflüssig ist, sollte es 10-15 Minuten im Mund richtig eingespeichelt und anschließend runtergeschluckt werden, so dass es auch später im Organismus besser in Glycerin und Fettsäure aufgespalten werden kann.*

*Nach meiner Einnahme musste ich dann das erste Mal nach 2-3 Stunden auf die Toilette. Es folgten dann noch fünf weitere Ausscheidungen bis circa 17 Uhr. Auch hier erfolgte in der Zwischenzeit keine Nahrungsaufnahme. Ich nahm ausschließlich 2-3 Liter Wasser zu mir.*

*Es gibt auch noch eine weitere Alternative. In Russland zum Beispiel wird es mit Alkohol vermischt eingenommen (Wodka oder Cognac), denn das Öl ist wie bereits erwähnt alkohollöslich. Das Öl und der Alkohol werden so lange vermischt, bis sich alles zu einer einheitlichen Substanz verbunden hat. Dann wird es schnellstmöglich getrunken.*

*Hat nach der oralen Einnahme von Rizinusöl der normale Darminhalt den Körper verlassen, fließt nur noch Galle. Bei* einem giftfreien Menschen ist die Galle eine nahezu farb- und geruchlose Flüssigkeit. Umso mehr Gift mit der Galle ausgeleitet wird, desto dunkler ist die Farbe und intensiver deren Geruch (Schwefelwasserstoff). Vereinfacht kann man sagen, umso höher die Giftbelastung, desto intensiver sind die Ausscheidungen. Mitunter kann im Falle einer Giftausleitung ein urtikarielles Exanthem (Hautausschlag) im Analbereich entstehen, eine Babycreme oder ähnliches lindert die damit verbundenen Beschwerden.

Ich habe gelesen, dass Ayurvedische Kuren seit tausenden von Jahren mit Rizinusöl zur Giftausleitung (Virechana) arbeiten. Hierzu kann jeder einfach im Internet mit Stichwörtern wie Pancha-Karma, Ayurveda oder Virechana recherchieren.

Bei der heutigen Umweltbelastung durch unter anderem Toxine (Gifte), Pestizide und Abgase, sowie unerwünschte Zusätze und Rückstände in Lebensmitteln ist es ratsam bis zu dreimal im Jahr eine Anwendung mit Rizinusöl zu machen, um seine Ausscheidungsorgane auf ein leistungsfähiges Niveau zu bringen bzw. zu halten. Der ganze Organismus und die Gesundheit werden davon profitieren.

Natürlich liegt es auch an einem selbst, ob man einen halben Tag für eine Rizinusöl-Kur opfert, oder zwei bis dreimal Heilfasten durchzieht. Das Resultat dürfte ähnlich gut sein. Allgemein kann man sagen, dass man entweder langsam und

*sanft entgiftet oder schnell und heftig. Eine schnelle und*
*sanfte Entgiftung gibt es leider nicht. Ich selbst wende das*
*Rizinusöl bis heute zwei bis dreimal jährlich an. Ich habe mir*
*dazu im Internet eine 1 l-Flasche bestellt.*

*Äußerlich habe ich es auch schon erfolgreich an einer*
*entzündeten Hautstelle am Schienbein angewendet.*

Privat versuchte ich weiterhin die schwierige Beziehung zu
Evelyns Tochter zu verbessern – vorerst leider weiterhin nicht
erfolgreich. Wir beschlossen nach Rumänien an das Schwarze
Meer in den Urlaub zu fahren. Wir setzten dies dann in den
Pfingstferien 2013 in die Tat um. Das Piggerl für die
österreichische Autobahn hatten wir schon in Deutschland
besorgt. Bereits nach zwanzig Kilometern Fahrt begann die
Kleine zu quengeln, wann wir denn da seien. Na wunderbar, wir
hatten ja noch circa 1500 Kilometer vor uns. Uns wurde schnell
klar, dass wir für die Fahrt zwei bis drei Tage benötigen würden,
was aber im Nachhinein positiv war, da wir so die schöne
Landschaft etwas mehr genießen konnten. Ohnehin hatten wir
in Rumänien noch nichts fest gebucht, wir waren sozusagen
einigermaßen vogelfrei.

Das erste Nachtlager schlugen wir in der Nähe von Györ in
Ungarn auf. Wir fuhren einfach von der Autobahn ab und
suchten dann nach einem Platz zum Wildcampen. Nach zwei bis
drei Kilometern wurden wir dann schon fündig und stellten

unseren „Goldie", einen goldfarbenen Toyota Yaris, unter einer Autobahnbrücke, direkt neben einem kleinen Bach, ab. Wir relaxten noch ein wenig und bereiteten dann unser Nachtquartier vor. In der Nähe des Autos schlugen wir unser Zelt auf. Vermutlich entstand in dieser Nacht unser gemeinsamer Sohn.

Am nächsten Morgen fuhren wir dann weiter und erreichten noch vor Mittag die Grenze nach Rumänien. Gleich nach der Grenze bei Arad waren jedoch die Straßenverhältnisse mehr als miserabel. Es waren überall große Löcher in den Straßen, man konnte maximal 80 km/h fahren, teilweise sogar nur Schrittgeschwindigkeit. Da die Fahrt so zur Tortur wurde, war uns schnell klar, dass wir an diesem Tag unser Ziel auch nicht erreichen würden.

Wir nächtigten diesmal mitten in den Karpaten auf einer Wiese mit Hanglage. Diesmal bauten wir unseren Grill auf und ließen den Abend gemütlich ausklingen. Am nächsten Tag ging es weiter durch Rumänien, allerdings immer noch mit geringer Geschwindigkeit. Wir genossen die Landschaft. Die Ortschaften sahen richtig natürlich und freundlich aus. Die Bewohner saßen gemütlich auf einer Bank vor dem Haus, teilweise neben einer angebundenen, ruhig grasenden Kuh.

Wir beschlossen, noch ein weiteres Mal wild zu campen. Diesmal fuhren wir in einer Ortschaft seitlich in eine Straße und suchten über Feldwege nach einem Campingplatz. Auf einer großen Wiese wurden wir wieder fündig.

Wir bereiteten wieder unser Nachtlager vor und grillten erneut. Abends fuhr noch ein junger Mann mit einem für Rumänien typischen alten Pferdegespann vorbei, welches bei uns in Deutschland sicherlich einen Platz im Museum gefunden hätte. Wir dachten schon, er wolle uns vertreiben, aber dem war glücklicherweise nicht so. Am Abend machte noch eine Horde wild lebender Hunde mit lautem Gebell auf sich aufmerksam. Abgeschreckt durch das Feuer unseres Grills kamen sie uns jedoch nicht näher und wir konnten relativ ruhig schlafen.

Am nächsten Morgen wurden wir durch Kühe aufgeweckt. Wir krabbelten neugierig aus dem Zelt und sahen auf etwa einen Kilometer Entfernung eine größere Kuhherde. Mittendrin wieder zwei junge Männer, die sich in aller Ruhe länger unterhielten. Nachdem der gemeinsame Plausch beendet war, gingen die Männer auseinander und die Kühe folgten ihrem jeweiligen Hirten. Auch ihnen war egal, dass wir dort wild zelteten. Man muss sagen, dass in Rumänien die Uhren noch anders ticken, als in Deutschland, wo die meisten Menschen hektisch durch den Alltag gehen.

Wir machten uns wieder auf - zur letzten Etappe: das Schwarze Meer. Auf der Fahrt nahe dem Donaudelta konnten wir eine Vielzahl von Störchen bewundern, die über uns ihre Kreise zogen.

Die Gegend war sehr schön und wir rochen schon die Briese des Meeres.

Endlich angekommen am Schwarzen Meer in Navodari, einem Vorort von Constanta, machten wir uns auf die Suche nach einem Quartier. Wir klapperten zwei bis drei Pensionen ab, ehe wir uns doch für einen Campingplatz entschieden. Dort besichtigten wir erst eines der zahlreichen Mobile Homes, letztendlich entschieden wir uns aber doch wieder für die klassische Art, das Zelt.

Dies war letztlich auch die beste Entscheidung, denn so konnten wir die Umgebung intensiv wahrnehmen und genießen. Am Morgen kitzelten uns die Sonnenstrahlen durch den leichten Zeltstoff wach und das sanfte Rauschen des Meeres erleichterte uns den Start in den Tag. Auf dem Campingplatz hatten wir ständig Gesellschaft von drei bis vier wilden Hunden, die sich dort heimisch fühlten und geduldet wurden. Das waren die idealen Spielgefährten der Kleinen. Am Nachmittag spazierten wir oft am Meer entlang. Es war ein wunderbarer breiter Sandstrand, der gut gepflegt wurde. Viele große Muscheln wurden angespült und wir konnten beobachten, wie sich die Möwen um die besten Stücke rissen. Wir bevorzugten kleinere, versteckte Restaurants oder das Grillen auf dem Campingplatz. Insgesamt verbrachten wir rund zehn Tage auf dem Campingplatz. In diese Zeit fiel auch das Champions League Finale zwischen Borussia Dortmund und Bayern München, welches wir in einem urigen einheimischen Restaurant in geselliger Runde im Fernsehen verfolgen konnten. Einen weiteren Trip machten wir auch in die naheliegende Hafenstadt Constanta.

Die Preise waren insgesamt sehr günstig, das Essen allgemein auch sehr gut, die Zeit verging wie im Fluge. Leider hat sich das Wetter gegen Ende unseres Urlaubs stark verschlechtert, so dass wir einen Tag früher als ursprünglich geplant, aufbrachen.

Für die Rückfahrt entschlossen wir uns, eine andere Route zu wählen. Wie sich zunächst in Constanta, wie auch später in Bukarest herausstellte, ist die Beschilderung in Rumänien mehr als dürftig. Nach dem wir circa 30 Minuten in Constanta vergeblich den Anschluss an die Autobahn versucht haben zu finden, entschlossen wir uns kurzerhand einen Taxifahrer als Guide zu engagieren. Wir fragten ihn, was es kosten würde, wenn er uns den Weg zur Autobahn zeigen würde. Er verlangte umgerechnet circa 10 Euro. Wir einigten uns schließlich auf 5 Euro und folgten ihm. Das klappte auch ganz wunderbar und wir befanden und kurz danach auf der Autobahn Richtung Bukarest. Laut Plan durchlief die Autobahn Bukarest. Es war für uns nicht absehbar, dass diese in Bukarest im normalen Straßennetz einfach auslief. Plötzlich standen wir mitten in Bukarest und wussten nicht mehr weiter. Der rettende

Taxifahrer wartete schon auf Kundschaft und so kamen wir auch hier wieder, trotz angekratzter Nerven, endlich aus der Stadt heraus. Wider Erwartens lief es bis zur rumänisch – ungarischen Grenze wesentlich besser. In Ungarn erlebten wir schon die Vorboten eines gewaltigen Unwetters. In Österreich verschlimmerte sich die Situation, Flüsse traten schon über die Ufer. Obwohl wir schon längst reif für eine längere Pause waren, fuhren wir beängstigt durch das Unwetter und die steigenden Flüsse immer abwechselnd weiter. Nur eine etwa zweistündige Pause erlaubten wir uns in Österreich; diese war aber gerade wegen des Unwetters auch nicht erholsam und so setzten wir unseren Weg Richtung Heimat fort.

Wir sind diesmal also komplett durchgefahren: Knapp 1600 Kilometer von Rumänien nach Deutschland. Als wir daheim endlich ankamen, waren wir fix und fertig.
Am nächsten Tag waren bereits zahlreiche Straßen in Deutschland und Österreich wegen Hochwasser gesperrt, so dass man sagen konnte, dass die Entscheidung einen Tag früher abzureisen goldrichtig war, denn sonst wären wir mit Sicherheit nicht mehr nach Hause gekommen.

Da ich mich im Alltag immer noch müde und ausgelaugt fühlte, entschloss ich mich, in Absprache mit meiner Frau, für einen Aufenthalt in einer psychosomatischen Klinik. Kurz nach Beginn der Therapie erfuhr ich von meiner Frau, dass wir Nachwuchs erwarten würden. Wir waren natürlich sehr erfreut über diese

Nachricht. Ich beschloss, die Therapie nach vier Wochen zu beenden, um meine Frau bei ihrer Schwangerschaft zu unterstützen.

Allerdings rückte mir das Arbeitsamt auf die Pelle und ich musste eine AB-Maßnahme mitmachen. Ich begab mich fortan zu dieser „Maßnahme" und war bei der „Gärtnerabteilung" eingeteilt. Wir waren da für die Pflege von Parks in und um Deggendorf zuständig. Dies war für drei bis vier Monate ganz angenehm.

Dann bekam ich einen Anruf von einer Zeitarbeitsfirma, um bei BMW in Dingolfing zu arbeiten. Nichtsahnend, auf was ich mich da genau einließ, nahm ich das Angebot bedauerlicherweise an. Fortan stand ich also um drei Uhr früh auf und fuhr von Osterhofen über Plattling. Von dort sollte ich noch zwei andere Mitarbeiter der Zeitarbeitsfirma mit nach Dingolfing nehmen. Ich schmiss den Job nach einer Woche wieder hin, weil die Absprachen mit den anderen Mitarbeitern und der Firma überhaupt nicht eingehalten wurden bzw. funktionierten. Es gab nur Ärger. Es war nun schon das zweite Mal, dass ich mit einer Zeitarbeitsfirma sehr schlechte Erfahrungen gemacht habe.

Ich meldete mich danach wieder arbeitslos, mit dem Ziel, mich selbstständig zu machen. Mit Unterstützung von meiner Frau wollte ich einen Vintage-Shop bei Ebay aufziehen. Nachdem ich beim Arbeitsamt einen Businessplan eingereicht hatte, wurde mein Vorhaben von dort auch abgesegnet.

Nach 15 Jahren legte ich mir wieder einmal ein Motorrad zu, eine Suzuki GSXF-750. Die war zu dem Zeitpunkt richtig gut, um angestaute Aggressionen abzubauen.

Nach und nach begann ich nun ältere Gegenstände wie Bücher, Schallplatten, Ansichtskarten und ähnliches bei Ebay einzustellen. Meine Frau kümmerte sich um alle technischen und bürokratischen Angelegenheiten.

Seit längerer Zeit waren wir nun schon regelmäßig im Tierheim, um mit den Hunden dort Gassi zu gehen. Bis dato ergab sich auf Grund von Zeitmangel noch nie die Gelegenheit einem Hund ein festes Zuhause bei uns zu geben. Dies änderte sich nun durch die Schwangerschaft und wir entschlossen uns einen Hund in die Familie zu nehmen. Die Wahl fiel dann auf Hündin Josie, welche am treudoofsten dreinblickte und laut mir der versiffteste Hund überhaupt war. Sie wurde zusammen mit einer anderen Hündin von einem Züchter abgegeben, weil sie zur Zucht ausgedient hatte. Diese Cocker-Spaniel-Dame hatte es nun meiner Frau und ihrer Tochter angetan. So erhielt nun Josie bei uns ihr „Gnadenbrot".

Am Valentinstag, dem 14.02.2014 wurde schließlich unser

gemeinsamer Sohn geboren. Wir alle waren super glücklich, dass er nun endlich da war.

Ein positiver Nebeneffekt war, dass die Spannungen zwischen mir und Evelyns Tochter langsam geringer wurden, da das Hauptaugenmerk aller nun auf dem Kleinen lag. Er ist bis heute ein pflegeleichtes und sehr liebevolles Kind.

*Ich fing wieder an mich weiter mit dem Thema Schwermetallausleitungen zu beschäftigen. Ich recherchierte dazu im Internet und bestellte mir Bio-Chlorella, Bio-Bärlauch und Bio-Koriander.*

*Bärlauch enthält Schwefelverbindungen, mobilisiert und bindet Schwermetalle und leitet diese über Leber, Nieren und Darm aus dem Körper aus.*

*Ich begann zunächst mit der Einnahme von Bio-Chlorella. Im Internet stößt man auf einige gute Seiten und Erfahrungsberichte, wenn man unter anderem nach Ausleitungen nach Dr. Klinghardt recherchiert.*

*Jeder Körper reagiert anders, daher ist es unablässig mit langsam ansteigenden Dosen über einen Zeitraum von drei bis vier Wochen herauszufinden, wie viel man verträgt, bis eventuell Symptome wie Sodbrennen, Übelkeit, Kopfschmerzen, Blähungen etc. auftreten.*

*Ich persönlich habe mit 3x3 Tabletten Bio-Chlorella à 500 mg angefangen. Am dritten Tag habe ich die Dosis dann auf 5x3 Tabletten gesteigert. Am 08. und 09. Tag habe ich die Dosis verdoppelt (10x3 Tabletten). Danach habe ich zwei Tage Pause eingelegt. Dann habe ich dasselbe Schema einfach wiederholt.*

| | | Mein Schema: | Tabletten Gesamt: |
|---|---|---|---|
| 1. | Tag | 3 x 3 Tabletten Bio-Chlorella | 9 |
| 2. | Tag | 3 x 3 Tabletten Bio-Chlorella | 18 |
| 3. | Tag | 5 x 3 Tabletten Bio-Chlorella | 33 |
| 4. | Tag | 5 x 3 Tabletten Bio-Chlorella | 48 |
| 5. | Tag | 5 x 3 Tabletten Bio-Chlorella | 63 |
| 6. | Tag | 5 x 3 Tabletten Bio-Chlorella | 78 |
| 7. | Tag | 5 x 3 Tabletten Bio-Chlorella | 93 |
| 8. | Tag | 10 x 3 Tabletten Bio-Chlorella | 123 |
| 9. | Tag | 10 x 3 Tabletten Bio-Chlorella | 153 |
| 10. | Tag | Pause | |
| 11. | Tag | Pause | |

*Sollten stärkere Nebenwirkungen auftreten, ist es ratsam zu pausieren, bis diese abgeklungen sind.*

*Beim dritten Durchgang habe ich ergänzend dazu mit der Einnahme der Bärlauchtinktur begonnen. Hierbei habe ich zusätzlich zu den Chlorella-Algen 3x20 Tropfen der Bärlauch-tinktur täglich genommen.*

*Die Algen sollten übrigens vor der Einnahme pulverisiert und mit genügend Wasser eingenommen oder einfach in kleinere Teile zerstückelt werden. Sie bilden in Verbindung mit Wasser Schleim im Organismus, der die Schwermetalle bindet (geliert).*

*Zur Unterstützung der Leber aß ich zum Frühstück einen Esslöffel Mariendistel und fünf Esslöffel Bio-Hafer, jeweils frisch gemahlen mit einer Schnitzermühle, in Sojamilch.*

*Zusätzlich aß ich entweder zum Mittagessen, Abendbrot oder einfach mal zwischendurch eine Portion Artischocken aus dem Glas, auch zur Leberunterstützung.*

*Die besten Ausleitungsmittel nützen recht wenig, wenn die Ausleitungsorgane in einem schlechten Zustand sind. Daher sollte man unbedingt darauf achten, dass vor der Ausleitung, spätestens jedoch zur Ausleitung die Leber mit zum Beispiel Mariendistel und Artischocken unterstützt wird. Zusätzlich sollte man natürlich leberbelastende Stoffe, wie zu viel Zucker oder zu viel Alkohol meiden.*

Privat tauschten wir unsere zwei kleinen Autos, einen Toyota Yaris und einen Citroen C2, gegen einen neuen Dacia Duster

LPG ein. Wir befassten uns mit der Idee, eventuell in ein größeres Haus, zusammen mit Evelyns Mutter, Schwester und deren Kinder zu ziehen. Wir schauten uns diesbezüglich ein Haus in der Nähe von Kulmbach an. Das Haus gefiel uns schon, doch wir zögerten noch mit einer Entscheidung, da der Umzug nach Franken auch beruflich für Evelyn eine neue Herausforderung gewesen wäre.

So schauten wir uns noch zeitnah ein anderes Projekt im Landkreis Passau an, um etwaige Zweifel zu beseitigen. Am 02.05.2015 fuhren wir schließlich nach Wegscheid, um das Objekt zu besichtigen. Vorort fuhren wir in einen Hof hinein und wir erkannten, dass es sich um einen schönen Vierseithof handelte, den es nur noch selten in dieser Art gab. Wir sahen uns in aller Ruhe das Haus und das komplette Anwesen an. Auf der Rückfahrt hielten wir bei nächstmöglicher Gelegenheit an. Evelyn und ich schauten uns gegenseitig an, wir kamen ziemlich schnell überein, das Haus mieten zu wollen. Jetzt mussten wir nur noch die Anderen davon überzeugen, dies war jedoch zweitrangig, da wir wussten, dass wir es ohnehin auch alleine mieten würden. Wir machten noch einen zweiten Besichtigungstermin mit dem Vermieter aus. Anschließend unterschrieben wir in geselliger Runde beim Vermieter den Mietvertrag. Die nächsten Wochen bis zum Einzug am 01.07. waren geprägt von den umfangreichen Planungen für den gemeinsamen Umzug.

Am Umzugswochenende holte ich dann zuerst den Umzugs-LKW, den wir für das komplette Wochenende gemietet hatten, in Nürnberg ab. Meine Frau fuhr mit unserem PKW hinterher. Am ersten Tag starteten wir in Neuhof an der Zenn mit der ersten Fuhre. Mein Vater kam noch aus Igensdorf zur Unterstützung hinzu. Mangels Vorbereitung von Evelyns Angehörigen lief dieser erste Tag relativ zäh und chaotisch ab. Erschwerend hinzu kam noch, dass dieses Wochenende das heißeste des Jahres war, mit Temperaturen über 30 Grad Celsius. Ziemlich geschafft machten wir uns mit dem LKW und PKW auf nach Wegscheid. Mein Vater, der sehr fleißig mitgeholfen hatte, fuhr wieder heim. In Wegscheid am späten Abend angekommen, entluden wir noch den LKW, stellten aber den größten Teil im Hof ab.

Am zweiten Tag fuhren wir von Wegscheid wieder nach Neuhof an der Zenn, beluden den LKW erneut und fuhren wieder bei großer Hitze zurück nach Wegscheid. Abermals wieder fix und fertig entluden wir mit letzter Kraft den LKW und legten uns gleich ins Bett.

Am dritten Tag fuhren wir dann noch nach Osterhofen, um den eigentlich „eigenen" Umzug zu machen. Mit Hängen und Würgen, mit letzter Kraft schafften wir es noch, den LKW zu beladen, es war bei über 30 Grad Celsius einfach nur eine Qual. Wir fuhren wieder nach Wegscheid und entluden den LKW. Am nächsten Tag brachten wir den LKW zurück nach Nürnberg, wir machten anschließend noch in Igensdorf Rast bei meinen Eltern. Wir waren so fertig, dass wir uns erst für zwei bis drei Stunden hinlegen mussten, bevor wir letztendlich die Heimreise antraten.

Zurück in Wegscheid mussten wir uns wieder trennen. Evelyns Mutter und ich blieben in Wegscheid, währenddessen die anderen wieder nach Osterhofen, bzw. Neuhof an der Zenn zurückkehrten, weil die Kinder noch bis Ende Juli in die Schule mussten.

Ende Juli kamen dann wieder alle zusammen, das gemeinsame Leben sollte beginnen. Dieser Zustand hielt jedoch nur vier Wochen an, da wir schnell merkten, dass ein Zusammenleben schlicht und einfach nicht möglich war. Evelyns Mutter, Schwester und deren Kinder zogen dann nach Forchheim.

Wir genossen fortan unsere Ruhe und machten uns an die Einrichtung des Hauses.

Nachdem die bayerischen Sommerferien vorüber waren, besuchte Evelyns Tochter nun die vierte Klasse in an der Grundschule in Wegscheid.

*Ich hatte schon jahrelang eine Sache aufgeschoben, die mich nun wieder beunruhigte, die Amalgamsanierung. Mein Arzt empfahl, dass vor dieser Maßnahme das Gewebe komplett von Schwermetallen befreit sein sollte, da durch diesen Eingriff evtl. wieder Schwermetalle freigesetzt werden könnten. Da ich mir nicht sicher war, wie viele Schwermetalle ich denn schon ausgeleitet hatte, schob ich die Amalgam-sanierung immer wieder auf. Nun war es soweit, dass ich auch einen Zahnarzt in der Region gefunden hatte, welcher eine saubere Behandlung machen würde. Es ist dringend erforderlich, dass ein Kofferdamm bei der Extraktion der Zahnfüllungen benutzt wird. Insgesamt wurden bei mir drei Zähne vom Amalgam befreit.*

*Unmittelbar nach der Amalgamsanierung in Tittling begann ich mit der Fortsetzung meiner Schwermetallausleitung. Da ich noch circa die Hälfte der Chlorella-Algen übrig hatte, fuhr ich nun mit der Einnahme dieser fort, bis noch ca. ¼ der Algen übrig blieb. Die restlichen Chlorella-Algen nahm ich dann zusammen mit dem Bio-Bärlauch ein.*
*Danach legte ich wieder eine Pause ein.*

Meine Frau Evelyn trat im Oktober in Passau einen neuen Job an, währenddessen ich als Hausmann zusammen mit unserem Sohn das Haus hütete. Leider verstarb unsere Hündin Josie kurz darauf an Altersschwäche.

Im Jahre 2016 probierten wir mehrere Dinge im Gemüsebeet aus. Wir pflanzten viele verschiedene Gemüsesorten, unter anderem auch Kartoffeln, an.

*Für mein Vorhaben war am wichtigsten Kapuzinerkresse und Bärlauch anzupflanzen. Ich hatte früher schon öfter Bärlauch im Würzburger Stadtwald und auch einmal im Englischen Garten in München gesammelt. Leider war ich bis dato in Niederbayern noch nicht fündig geworden. Der Bärlauch benötigt ja ein schattiges Plätzchen, sowie feuchten Boden. Bei uns wuchs er glücklicherweise unter dem Zwetschgen-baum an. Auch die Kapuzinerkresse gedieh wunderbar. Ich aß so oft ich konnte die Kapuzinerkresse, welche antibakteriell, antiviral und antimykotisch wirkt. Bei mir vordergründig um meinen Candida albicans wieder einzudämmen. Mit dem Bärlauch erhoffte ich mir evtl. noch vorhandene Schwermetalle im Körper weiter zu eliminieren.*

*Ich dachte nun auch über Koriander nach, der als einziges Mittel die Blut-Hirn-Schranke überwinden und somit die Schwermetalle aus dem Hirn ausleiten kann. Um nicht eine Überlastung der Entgiftungsorgane zu riskieren, sollte jedoch schon das Gewebe komplett entgiftet sein. Da ich mir nicht sicher war, ob dies bei mir schon der Fall war, wollte ich noch eine weitere Ausleitung in der Naturheilpraxis machen lassen. Zusammen mit meiner Frau fuhr ich nach Würzburg, die Kinder brachten wir vorher zu ihren Großeltern. Es sollten dennoch zwei weitere Besuche und knapp vier weitere Jahre vergehen, ehe ich mich an die Gehirnentgiftung wagte. Ich fühlte mich einfach noch nicht so weit.*

Im Urlaub fuhren wir dieses Jahr nach Vinkuran in Istrien/Kroatien. Es war der erste Urlaub mit unserem Sohn. Wir hatten eine kleine Unterkunft und sehr viel Spaß.

Später im Herbst 2016 wechselte unsere Tochter nun auf die Realschule in Passau.

Ich hatte nun eine Phase, in der ich mich mit verschiedenen anderen Möglichkeiten beschäftigte, wie ich meinen Körper kräftigen könnte.

*Ich recherchierte wieder für einige Zeit in diversen Medien und stieß unter anderem wieder auf das Thema Schüßler-Salze. Umfangreich setzte ich mich mit der Materie auseinander. Ich erinnerte mich auch an meine ehemalige Lebensgefährtin, die mir schon 2006 viel Positives über die Schüßler-Salze erzählte. Besonders interessierten mich Berührungspunkte der Schüßler-Salze, welche Einflüsse auf Haut-, Kopfhautprobleme und Giftausleitungen haben.*

*Die Therapie nach Dr. Schüßler kommt mit 12 Mineralstoffen (Salzen) aus, die natürlicherweise im menschlichen Körper vorkommen, und die wir täglich mit der Nahrung aufnehmen. Schüßler hat entdeckt, dass aus diesen Salzen Heilmittel hergestellt werden können, die sehr viel mehr bewirken, als die Mineralstoffe in unserer Nahrung:*

*Sie können Fehlfunktionen des Organismus normalisieren, wichtige Körperfunktionen anregen oder wieder möglich machen. Es gibt hierzu eine Menge Literatur, sowohl als Printausgaben, als auch im Internet. Bei einfachen Fällen genügt die Selbstanamnese. Man schaut anhand seiner Beschwerden in der Fachliteratur nach, welche Schüßler-Salze am besten dabei helfen. Für mein Anliegen der Entgiftung habe ich Schüßler Salz Nr. 10: Natrium sulfuricum (Natriumsulfat), das Salz für Ausscheidung und Entgiftung entdeckt. Das Salz regt Bauchspeicheldrüse, Darm, Leber, Nieren und Galle an, indem es die Absonderung von Verdauungssekreten fördert. Dadurch besitzt es eine entgiftende Wirkung. Es wirkt zudem entzündungshemmend und unterstützt die Verbrennung von Nährstoffen in der Zelle, die zur Wärme- und Energiebildung führt.*

*Des Weiteren besorgte ich mir, in der Hoffnung meine Kopfhautproblematik zu verbessern, Schüßler-Salz Nr. 11 Silicea (Kieselsäure). Ich begann fortan immer wieder Schüßler-Salze Nr. 10 + Nr. 11 kurmäßig für zwei bis drei Wochen einzunehmen. Anschließend fühlte ich mich immer wieder gut und kann diese nur weiter empfehlen.*

Ich war auch im Jahr 2017 noch mit unserem Sohn zuhause. Dies änderte sich dann im Herbst, als er in den Kindergarten in Wegscheid kam. Unsere Tochter kam nun in die sechste Klasse der Realschule. Ich machte mir wiedermal Gedanken, was ich beruflich machen könnte. Ich zog in Erwägung, bei einem lokalen Taxiunternehmen wieder Taxi zu fahren. Wir trafen uns zweimal, ich sollte jedoch eine Art Standby-Fahrer machen, auf 450,-- Euro Basis. Gänzlich überzeugt war ich davon aber nicht. Ich absolvierte einen kostenpflichtigen Ärztetest und meldete mich beim Landratsamt zum Ortskenntnistest an. Am Telefon informierte ich mich vorab über die Anforderungen. Als ich die Prüfung dann im Landratsamt absolvierte, wurden hierbei jedoch ganz andere Fragen gestellt, als telefonisch mitgeteilt. Die Prüferin teilte mir trocken mit, dass ich den Test wiederholen müsse. Ich war sehr aufgebracht über die Art und Weise, wie mit mir diesbezüglich umgegangen wurde, denn mit den erhaltenen Informationen konnte man den Test nicht bestehen. Mein Bauchgefühl sagte mir aber, ich solle die Sache bleiben lassen. Dies tat ich dann auch, obwohl ich dadurch circa 200,-- Euro in die Haare geschmiert hatte.

Evelyn und ich beschlossen nun nach reichlicher Überlegung, uns als Pflegeeltern zu bewerben, da wir uns beide eine große Familie wünschten. Meine Frau besuchte daher eine Informationsveranstaltung für Pflegeeltern der Stadt Passau. Dadurch wurde uns das gesamte Spektrum der verschiedensten Pflegearten nahe gebracht und somit bewarben wir uns bei den Jugendämtern der Stadt Passau und der Landkreise Passau und Freyung-Grafenau als Vollzeit - und Bereitschaftspflegeeltern. Dieser Bewerbungsprozess zog sich über das ganze Jahr hinweg. Wir bekamen öfters Besuch von den jeweiligen Jugendamtsmitarbeitern von Stadt und Landkreis. Auch nahmen wir an zwei Wochenenden an einem Pflegeeltern-seminar teil. Nun hatten wir also den gesamten Bewerbungs-prozess absolviert und es blieb uns nichts weiter übrig, als zu warten.

Unseren Urlaub verbrachten wir dieses Jahr auf der Insel Krk in Kroatien. Wir waren dahin vollbepackt gefahren, denn wir hatten ein schönes Haus in der Nähe des Meeres gemietet. Zwei Tage später kamen auch noch meine Eltern hinzu. Sie fuhren mit dem Bus von Nürnberg nach Rijeka. Von dort holten wir sie dann von Krk aus mit dem Auto in Rijeka ab. Wir verbrachten dann in Krk rund zehn angenehme Tage. Eine Ausnahme waren jedoch jene zwei Tage, die ich flach lag, weil ich mir einen Sonnenstich eingefangen hatte.

Gegen Ende des Jahres 2017 las ich auf einer Stellenbörse im Internet eine Annonce der Deutschen Post, welche seinerzeit Personal suchte. Nach Rücksprache mit meiner Frau bewarb Ich mich dort umgehend. Kurz nach Weihnachten bekam ich dann die Einladung zu einem Schnuppertag, der am 18.01.2018 stattfinden sollte. Nachdem ich an diesem Tag, bei starkem Schneefall, reingeschnuppert hatte, informierte ich mich bei der Deutschen Post und konnte auch gleich zum 31.01.2018 als Verbundzusteller dort anfangen.

Wir benötigten nun für meine Arbeitsstelle ein zweites Auto und kauften uns einen Dacia Sandero.

Unseren Jahresurlaub planten wir erstmals in Ungarn am Nordufer des Plattensees. Wir buchten eine schöne Unterkunft in Keszthely. Da ich noch relativ spontan kurz vor dem Urlaub mit einem Freund telefonierte, kam es noch zu einer kurzfristigen Planänderung. Dieser schwärmte von einem Festival, welches in der Nähe des Wohnortes seines Vaters stattfand und wir beschlossen kurzerhand, auch dorthin zu kommen. Dieses Festival hieß Kurultaj und fand in der Nähe von Bugac in der Puszta statt. Es ist eine großartige Veranstaltung, die alle zwei Jahre stattfindet und bei der alle großen Reiternationen mit großer Reitertradition in Bugac teilnehmen. Auf feinem Puszta-Sand fanden mehrere Shows und Turniere rund um das Thema Reiterkunst und Reitertradition statt. Abends rundete ein buntes, kulturelles Rahmenprogramm das Ereignis ab. Wir hatten uns am Vormittag schon in der Nähe einen Platz zum Wildcampen gesucht und unser Zelt dort aufgeschlagen. Der Tag auf dem Festival zusammen mit meinem Freund als Führer war faszinierend. Am nächsten Morgen fuhren wir quer durchs Land zurück in Richtung Plattensee. Endlich angekommen in Keszthely am Balaton bezogen wir nach kurzer Suche unser Appartement. Es verfügte über eine schöne Dachterrasse mit Hollywoodschaukel und wunderbarem Ausblick auf die Stadt. Wir genossen die insgesamt 10 Tage in Keszthely sehr. Es war sehr facettenhaft mit abwechselnden Unternehmungen in der Stadt, sowie am Balaton. Leider kam uns die Zeit etwas kurz vor, aber wir fuhren glücklich wieder nach Hause.

Gegen Anfang des Jahres 2019 wurde der Kontakt zum Jugendamt enger. Wir erhielten die telefonische Anfrage, ob wir uns vorstellen könnten, ein Geschwisterpärchen in unsere Familie aufzunehmen. Am nächsten Tag besprachen wir dann innerhalb der Familie, ob wir uns alle vorstellen könnten die beiden bei uns aufzunehmen. Die Integration von Pflegekindern gelingt natürlich nur, wenn die eigenen Kinder dabei überzeugt sind und mitziehen. Wir beschlossen einstimmig die zwei bei uns aufzunehmen. Anschließend teilten wir dem Jugendamt unsere Entscheidung mit. Diese waren darüber sehr erfreut, weil wir weit und breit die einzige Familie waren, die ein Geschwisterpärchen aufnehmen wollte.

Vor allem die Kinder konnten es kaum erwarten, die Beiden kennen zu lernen. Bis dahin sollte aber noch einige Zeit vergehen. Im Februar bekamen wir Besuch von Jugendamtsmitarbeitern und erhielten nähere Informationen zu den Beiden. Diese waren in einer Bereitschaftspflegefamilie ganz in unserer Nähe untergebracht. So war die Anbahnung völlig unkompliziert und der erste Besuch fand zeitnah statt. Nach diesem Besuch folgte ein weiterer, bei dem dann auch unsere eigenen Kinder mitkamen.

Es folgten noch weitere Besuche bei der Bereitschaftspflegefamilie, dann auch schon Besuche bei uns zu Hause, um
die Kinder dann auch langsam auf einen fließenden Übergang
an ihr neues Zuhause zu gewöhnen.

Am 15.03.2019 war es dann so weit: das Mädchen und der
Junge kamen fest zu uns. Von nun an änderte sich natürlich
sehr viel in unseren jeweiligen Tagesabläufen.

Da wir nun fortan sechs Personen waren, tat sich ein neues
Problem auf, wir hatten nur Autos für maximal fünf Personen.
Also musste ein größeres Auto her. Zudem mussten wir auch
überlegen, welches Auto wir abgeben würden. Wir wollten
einen VW-Bus T4 kaufen und dafür den Dacia Duster LPG
veräußern. Wir fanden nach längerer Suche auf einem
Internetportal einen T4 - Caravelle im Hunsrück. Da ich
Verwandtschaft im Hunsrück habe, gingen meine Tante und
mein Onkel auf meine Bitte dort hin, um das Auto zu
besichtigen. Wir telefonierten nach deren Besichtigung des
Autos und sie kauften dieses dann in meinem Auftrag. Drei
Tage später fuhr ich mit dem Zug in den Hunsrück, um dann das
Auto nach Niederbayern zu überführen. Daheim freuten sich
dann alle über unseren neuen T4 - Caravelle mit acht Sitzen. Die
verschiedenen Plätze wurden gleich ausprobiert und reserviert.

Einen Monat später fuhren wir in diesem Bus dann auch zu
acht, zusammen mit meinen Eltern, nach Badacsonytomaj am
Balaton in Ungarn in den Urlaub. Wir hatten wieder über ein

Internetportal ein Haus gemietet. Dort angekommen mussten wir erst die Schlüssel für die Unterkunft im Reisebüro abholen, ehe wir dann ins Haus konnten. Dieses war sehr komfortabel, mit vielen Zimmern, außen mit großem Garten, sowie Grillplatz und Schwimmbecken. Innen hatten wir insgesamt vier Schlafräume und auch sonst gab es überhaupt nichts zu beanstanden. Unsere 14 Tage Urlaub am Balaton vergingen rasend schnell und wir waren alle sehr traurig, als es wieder zurück ging nach Deutschland.

Im Herbst kamen unsere Tochter in die achte Klasse der Realschule und unser Sohn in die Gruppe der Schulanfänger im Kindergarten. Weihnachten feierten wir dann erstmals zu sechst.

Im März 2020 legten wir uns dann 20 Hühner und einen Hahn namens Attila zu. Von einem Geflügelzüchter aus der Region bekamen wir jeweils vier Hennen der Rassen Marans, Sussex, Königsberger, Grünleger und vier braune Legehennen vermittelt. Wir gaben allen Namen und Attila, unser Sussex-Hahn, konnte seine Arbeit, den Schutz vor gefräßigen Habichten, aufnehmen.

Auf unseren Böhmerhof hatten wir für die muntere Schar bereits zwei fertig eingerichtete Hühnerställe. Draußen konnten sie sich fortan auf über 2000 Quadratmeter Grünfläche austoben.

Beruflich beschloss ich, bei der Deutschen Post in Teilzeit zu gehen. Zudem planten wir, künftig einen YouTube-Channel über unser Leben hier auf dem Böhmerhof zu betreiben. Wir wollen unseren Weg zum Selbstversorger auf unserem Hof, gepaart mit unseren Hobbies wie Singen oder Märchen erzählen, gemeinsam auf YouTube darstellen. Zudem wollten wir in dieser Form ein modernes Fotoalbum für unsere Kinder gestalten.

Wir schauten seit einigen Monaten abends zusammen die Kultserie „The Waltons". Unser Bayerischer Wald heißt im Niederbayerischenn „Woid". Hierbei kam meiner Frau bereits vor Jahren die Idee der Wortschöpfung „Die Woidtons". Nach wochenlangen Vorbereitungen meiner Frau starteten wir genau am ihrem Geburtstag am 22.06.2020 mit unserem YouTube-Kanal „Die Woidtons". Wir produzierten eifrig Videos über das Hofleben, über die Hühner, gemeinsames Singen, sowie Märchen, vorgetragen von meiner Frau Evelyn.

Im Frühling wuchs wieder der Bärlauch unter dem Zwetschgenbaum. Ich hatte nun den Plan, mich endlich an die komplette Ausleitung der Schwermetalle aus dem Gehirn zu machen. Leider machten mir unsere Hühner einen  Strich durch die Rechnung, als sie mal wieder über den Zaun geflogen waren und den kompletten Bärlauch zusammengepickt hatten. Ich musste mein Vorhaben nochmals auf den Winter verschieben.

*Im Winter bestellte ich mir nochmal eine Flasche Bio-Bärlauch. Bio-Koriander hatten wir noch ausreichend im Haus. Ich begann anfangs mit drei Tropfen Koriander und ließ diese langsam auf der Zunge zergehen, ehe ich dann alles hinunterschluckte. Darauffolgend nahm ich zwanzig Tropfen Bärlauch zu mir. Nach einer Woche steigerte ich die Dosis auf vier bis fünf Tropfen Koriander. Zudem steigerte ich die Dosis für Bärlauch auf dreißig Tropfen.*

*Anfangs hatte ich noch als Nebenwirkung Kopfschmerzen, dies legte sich aber nach etwa zwei Wochen.*

*Bevor ich in die vorerst letzte Runde der Ausleitung mit Koriander und Bärlauch ging, entgiftete ich nochmals mit Rizinusöl. In der Zwischenzeit kaufte ich mir noch zwei Fläschchen Bärlauchtinktur nach. Ich brauchte nun die Koriandertinktur mit 3x 5 Tropfen täglich, kombiniert mit 3x 30 Tropfen Bärlauch komplett auf. Zusätzlich aß ich noch zwei Wochen lang jeweils abends ein Brot mit frischem Bärlauch aus unserem Garten. Über diese Zeit hinweg verbrauchte ich auch noch zwei Gläser mit Bärlauchpesto von unserem Bio-Versandhaus.*

Es ist nun September im Jahre 2021, das Corona-Virus hält Europa und die Welt immer noch im Atem. Insgesamt habe ich mich nun seit 16 Jahren intensiv mit dem Thema Ausleitungen beschäftigt. Es war eine sehr lehrreiche Zeit mit zahlreichen Unterbrechungen und Neustarts.

Die vielen Anstrengungen haben sich letztendlich gelohnt, da ich mich mit nunmehr 50 Jahren fitter fühle, als dies mit 30 Jahren der Fall war.

*Für die Zukunft habe ich mir eine Kombination ausgedacht, die ich „Van-Coniasche-Formel" getauft habe:*

*Ich führe nun fortan viermal im Jahr, jeweils am ersten Samstag im Quartal eine Darmreinigungskur mit Rizinusöl durch.*
*Zusätzlich mache ich einmal im Jahr eine Koriander-Bärlauch – Kur im Frühjahr.*
*Hierzu nehme ich sieben Tage lang jeweils 3x 30 Tropfen Bärlauch zu mir.*
*Anschließend nehme ich jeweils 3x 5 Tropfen Koriandertinktur und 3x 30 Tropfen Bärlauchtinktur zwei Wochen lang zu mir.*
*In der Wachstumsphase unserer hauseigenen Kapuzinerkresse gehe ich täglich in den Garten und esse ein paar Blüten und Blätter.*

*Natürlich werde ich auch hier wieder pausieren, sollten wieder Entgiftungserscheinungen auftreten. Diesen Vorgang möchte ich dann jährlich bis ans Lebensende wiederholen.*

Ich hoffe, dass ich mit meinem Erfahrungsbericht einige dazu bewegen kann, sich mit dem Thema Entgiftung und Schwermetallausleitung zukünftig zu beschäftigen.

Um den Kreis zu schließen, hoffe ich darauf, Heavy Metal künftig nur noch in musikalischer Form genießen zu können.

# Inhaltsverzeichnis

**Wichtiger Hinweis:**

Die Gedanken, Methoden und Anregungen in diesem Buch stellen die Erfahrung bzw. Meinung des Verfassers dar. Sie wurden vom Autor nach bestem Wissen erstellt und mit größtmöglicher Sorgfalt geprüft. Sie bieten jedoch keinen Ersatz für kompetenten medizinischen Rat. Jede/r Leser/in ist für das eigenen Tun und Lassen auch weiterhin selbst verantwortlich. Weder Autor noch Verlag können für evtl. Nachteile oder Schäden, die aus dem im Buch gegebenen praktischen Hinweisen resultieren, eine Haftung übernehmen.

# Vin van Conia

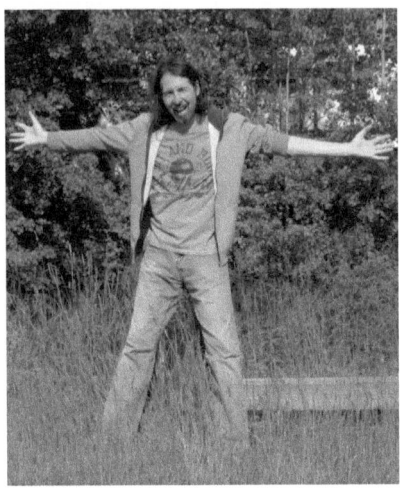

Vin van Conia (geb. 1971) hat in Mainz Filmwissenschaft studiert und war jahrelang in der Musikbranche als Manager und Sänger tätig.

Auf Grund von gesundheitlichen Problemen beschäftigt er sich seit nunmehr 35 Jahren mit diesem Thema und stieß nach weiterer intensiver Recherche schließlich 2005 auf Schwermetalle.
In diesem Erfahrungsbericht schließt sich der Kreis, welcher als Jugendlicher mit der Heavy-Metal-Musik begann, nun mit der Problematik der Schwermetalle im Organismus.

Er lebt seit 2013 in Niederbayern zusammen mit seiner Partnerin. Auf ihrem Böhmerhof leben sie mit ihren vier Kindern, vier Katzen, zwanzig Hühnern und Hahn Attila als Patchwork-Familie. Sie betreiben den YouTube-Kanal „Die Woidtons" und berichten dort über ihr Haus-und Hofleben.